studies + 58 recipes

小児科医がすすめる最高の子育て食

赤坂ファミリークリニック院長
伊藤明子
Mitsuko Itoh

Prologue［はじめに］

こんにちは、小児科医の伊藤明子《みつこ》です。

この本は、お子さんのベストを引き出す「最高の子育て食」をご紹介するものです。

毎日の食事が、お子さんの「健康な体と脳と心」を作っています。

「健康な体」があると、風邪やインフルエンザなどにかかってもすぐに回復する免疫力が得られます。

「健康な脳」があると、お子さんの本来の能力を存分に発揮することができます。

「健康な心」があると、嫌なことがあってもすぐに切り替えられる柔軟さが生まれます。

では一体、どんな栄養を摂り、どんな食事をしていれば、お子さんは健康でいられるのでしょう？　シンプルですが、自信をもってこたえられる親御さんは意外と少ないように思います。

「健康的な」と銘打った商品や健康情報はメディアやネットにあふれています。ママ友の口コミ、祖父母や姑からの助言もあるでしょう。「一体何を信じたらいいの⁉」と混乱されている親御さんが、いまとても増えています。

残念ながら、ネットや周囲の人たちの情報には、古いものやゆがんだものが混ざっています。

先日、顔も体も全体的にみょうに黄色い、生後9ヵ月の赤ちゃんがクリニックにやってきました。親御さんにお話をうかがうと、「にんじんがヘルシーだから」といって、離乳食で毎回にんじんを子どもに与えているとおっしゃいました。にんじんに含まれるβ《ベータ》カロテン過多で、全身が黄色くなっていたのです。

別の親御さんは、バギーに1歳半のお子さんを乗せてやってきました。身長も体重も標準より小さく、まだ歩けないことを心配されて連れてきたのでした。お話を聞くと、食物アレルギーを心配して、卵や魚や動物性のタンパクを一切あげていないといいます。肌のシミを心配して日光浴もほとんどしていないそうで、ビタミンDの欠乏による「くる病」が疑われました。

どちらの親御さんも、非常に熱心に子育てをしておられます。しかし熱心であるがゆえに、お子さんの身体に良かれと思ってやってきたことで、かえってお子さんの病気のリスクを上げてしまっていたようです（βカロテン過多によって黄色くなってしまうこと自体は、原因の食材をその後食べ過ぎなければ、心配いりません）。

なぜ、このようなことが起きてしまったのでしょうか。

それは、親御さんが、正しい情報に出会えなかった、キャッチできなかったからにほかなりません。

適切な情報をしっかり選別することなく、目に触れたもの、聞いたことを何でも鵜呑みにしてしまう親御さんもおられます。「うちの子がここに書いてある通りにならないのは、母親であるわたしのせいではないか」と、自分を責めて涙されたり、お母さん自身が柔らかい心で情報に接することができなかったりする例もあります。

巷にあふれる健康情報の中には、信憑性に欠ける情報も多く見受けられます。しかし、そうした時代だからこそ、健やかなお子さんの成長のためには、それらの健康情報とうまくつきあっていく力が求められます。知り得たことをただ鵜呑みにしているだけでは危険なのです。

健康情報とうまくつきあっていくには、目や耳にした情報が正しいかどうかを判断し、実際のお子さんの状態や状況と照らし合わせながら、応用して活用していく力が必要です。このような力を、「ヘルスリテラシー」と言います。

わたしがこの本を書いた理由は、たった一つです。

間違った健康情報に振り回されないヘルスリテラシーを親御さんに身につけていただき、お子さんに、より健康に育ってもらいたいのです。また、お子さんにも小さいうちからヘルスリテラシーを身につけてほしいと思っています。

それにより、お子さんはきっと自分の力を存分に発揮できるようになるでしょう。親御さんもまた、いまよりおおらかな楽しい子育てができるようになるはずです。

この本が、悩める親御さんとお子さんのお役に立つことが少しでもできれば、この上ない幸せです。

Contents［目次］

Chapter 2
第２章

「体」「脳」「心」が健康になる子育て食

Contents

Chapter
3
第3章

「体」「脳」「心」の調和をとるレシピ58

Contents

Contents

Chapter 4

第4章

「体」「脳」「心」の力を発揮する食べ方

Contents

アートディレクション・デザイン　加藤京子（Sidekick）
デザイン　我妻美幸（Sidekick）
人物写真　中村彰男
料理写真　小澤晶子
ヘアメイク　三輪昌子
編集協力　武末明子

Chapter

1

第１章

知っておきたい ヘルス リテラシー

お子さんの健康を守るには、親御さんのヘルスリテラシーが不可欠です。医学的知識がベースになりますが、そんなにむずかしく考える必要はなく、この章でご紹介する基本の基本を頭の中に入れておいていただければ、いざというときに応用もできます。ポイントは「抗糖化」「抗酸化」「タンパク」「微量栄養素」です。

01

なぜ、いま「ヘルスリテラシー」が必要なのか

食と栄養の情報を正しく選択するには

ネットのキーワード検索に頼っていませんか?

ヘルスリテラシーの詳しい説明に入る前に、わたしの専門について少しお話しさせてください。

わたしは小児科医ではありますが、医学の一分野である「公衆衛生」の専門医でもあります。公衆衛生とは何かというと、通常の医学よりも多面的で広い視点から、より多くの人が健康になるにはどうすればいいかを考える学問です。Health for all＝すべての人の健康を考える分野です。

医師の通常の診療では、目の前にいる患者さんに直接アプローチして診断をしたり、治療を検討したりしながら経過をみます。

一方、公衆衛生は個人ではなく集団にアプローチします。疫学や統計学などを駆使し、たとえばAという治療法とBという治療法のどちらがより良い治療効果が期待できるのか、副作用はどちらが少ないのか、などを研究します。でなければ、多くの人たちに多大なリスクをもたらしてしまうからです。

そのような研究においては、医療や健康の知識とともに、疫学や統計学、環境健康医学、予防医学、健康教育、医療経済などを学びます。そしてその中の予防医学の一環である「食と栄養」の知識が欠かせません。

わたしがこれから皆さんにお伝えする「食と栄養」の最新情報は、小児科医であるとともに、公衆衛生の専門医として学んできたこうした知識がベースとなっています。

公衆衛生学が学問として幅が広いことはおわかりいただけたかと思います。その一つである「健康教育」の大事な部分が、「ヘルスリテラシー」なのです。

ヘルスリテラシーとは、健康に関する情報を正しく選び、理解し、評価し、意思決定をして活用するための知識、意欲、能力のことです。したがって、どうすれば健康な心身を作って維持し、より健康になれるかの情報を、受け手にわかりやすく、実践しやすく伝えるのが公衆衛生医の仕事の一つとなります。

日々の子育てにおいて、実際にお子さんが今後健康でいられるかどうかは、親御さんのヘルスリテラシーにかかっていると言っても過言ではありません。しかし、わたしのクリニックを受診した親御さんに、お子さんの栄養や食について悩んだときにどこで情報を得るかを訊ねると、「ネットでキーワード検索して一番上に出たサイトを読む」「Yahoo！知恵袋を読む」というお答えをされ、驚いてしまいます。

他にも、「地元の保健所に数ヵ月に1回、健診で訪ねたときに保健師さん・栄養士さんに訊く」「自分の母親に訊くけれども情報が古そうなのであてにならない」と言う親御さんもいます。

とくに最近は何かあればネット上の情報を活用される方がほとんどです。ネットの情報は無料ですし、わざわざ悩みを打ち明ける必要もないので気楽です。

しかしネット上には、医学的・生理学的に説明がつかない極端なことをすすめていたり、商品を売りたいがために都合の良い情報だけをかいつまんで説明していたりするサイトが多々あります。それればかりか、明らかに間違っている情報や、10年以上前の古い情報も普通に見受けられます。

2017年には、0歳児の赤ちゃんの家族が「体にいいから」とハチミツを混ぜたジュースを与え、赤ちゃんが乳児ボツリヌス症で亡くなってしまったという悲しい出来事がありました。それにもかかわらず、ネット上の離乳食レシピにはハチミツを使った料理や飲み物が記載されていました。

だからこそ親御さん自身でそれらの情報を判断し、取捨選択していく必要があるのです。子育てにおいてヘルスリテラシーは必要不可欠です。

ヘルスリテラシー簡単チェックリスト

ヘルスリテラシーが乏しい状況では、国・社会として医療費がかさみ、救急医療の利用回数が増えたり、期待される寿命を全うできずに死亡したりしてしまう人の割合が高いことも研究でわかっています。

では、日本でヘルスリテラシーが乏しい責任は誰にあるのでしょうか。まずは公衆衛生の専門家にあります。ですから、健康的な生活習慣や食べ方・栄養について、また疾患リスクについての情報を適切に伝えるためにはどのようにすればいいのか、わたしたち公衆衛生を専門にしている者は日々、学び続けています。わかりやすい言葉で、場合によっては多言語で、図示を用いたり、いろいろなメディアを使ったりするなどの工夫をしています。

とはいえ、子育てや子どもの「食と栄養」についてのヘルスリテラシーが、これまでの日本で十分に育ってこなかったのは、公衆衛生の専門家のせいだけではないはずです。受け身の立場で、「知らなかったのは専門家のせい」「わかりにくい」「情報が遅い」などと不満や苦情を言っているだけでなく、親御さんたちも責任ある大人として子どもを健康的に育てたいという思いを持つわけですから、お互いが歩みよっていく必要があります。私は、そうした相互の努力によって、社会、国民、そしてメディアのヘルスリテラシーを向上していけたら、社会全体がより健康に近づくのではないかと期待しています。

ちなみに、米国政府機関が出しているヘルスリテラシーに関する資料によると、米国でヘルスリテラシーを身につけている人の割合は12%だということです。つまり10人中9人は、「自分の健康についての情報を適切に探して活用するスキルを身につけていない」ことになります。*1

まずは、みなさんのヘルスリテラシーがどのくらいあるのか、セルフチェックしましょう。

左に掲げるチェックリストは、わたしが公衆衛生学で学んできた中で、ヘルスリテラシーの取り扱いに基づいて考えたものです。検証や標準化（広く多くの人におこなって妥当かどうかを確認すること）はされておりません。あくまで参考としてお試しください。

×次の項目にチェックがたくさん入るようでは危険です。

□ とりあえずなんでもネット検索をする
□ ネット検索をして、トップに出てきたサイトだけを読む
□ 誰が（どの組織・会社・団体が）書いたサイトか確認しない
□ 誰がどういう目的で書いた情報なのか考えない
□ 一度聞いた情報、読んだ情報をそのまま信じてしまう
□ 自分が得た情報を、根拠を確かめることなくほかの人たち（ママ友など）にすぐに伝える
□ 自分が得た情報を、根拠を確かめることなく、そのまま子どもに実践する

◎次の項目のチェックが増えるようにしましょう。

□ 疑問点をメモする（例：離乳食はいつから始めるの？）

□ 検索をして、トップに出てきたサイトを読むのではなく、URLなどを見て、個人のブログ、営業系や広告が多いサイトは避けて、医療機関、学会など責任がはっきりしている人・団体のサイトの情報を読むようにする

□ 複数のサイト、複数のメディアで情報内容を確認する

□ 複数の小児科医や専門家に質問をする

□ 鵜呑みにするのではなく、「本当にそうだろうか」「なぜそう言えるのだろうか」と考える

□ 人と情報を共有することには責任が伴うことを認識する

□ ネットでの簡便なリサーチだけでなく、書籍や辞典、教科書などでも、めんどうくさがらずに調べる

本当に信頼できる医学的エビデンスとは

科学も結論が揺れる

「ビタミンCが風邪に効く」という話を聞いたことがありませんか？

ネットの大手検索サイトで、「風邪　ビタミンC」と入力すると、関連ワードには「効果なし」「嘘」「おすすめ」など、ビタミンCの効果に対する賛否両論の情報がずらりと並びます。

実際はどうでしょう？

「ビタミンCが風邪に効く」という情報は、ノーベル賞を2回受賞したライナス・ポーリング先生による1970年代の発表がもとになっています。こうした研究報告が出ると、次には必ず「いやそうでもなさそう」という研究が出て、「むしろ害なのではないか」というものも出てきたりします。

これが、研究の「揺り戻し」です。その後、またやはり有効だという研究が出るなどして、長い年月とたくさんの研究、そして多くの被験者数の結果をもとに、最後は一点に集約されるのではなく、ある程度の幅の中で「一定の結論」に達します。こうして医学的な根拠がまとまってくるのです。

科学には科学の限界があります。「学術的な根拠＝エビデンスが絶対」ではありません。

わたしたちが口にする食材の栄養の研究も、「完了」しているわけではありません。未知の成分や栄養素、未解明の働きや機能がまだまだたくさんあります。今後技術の革新によって、さらにいろいろなことがわかってくるでしょう。いま現在わかっていることがすべてというのはおごりで、研究はつねに途上です。


こうしたお話をすると、「だったら何を信じればいいのかわからない」とおっしゃる方がおられるかと思います。

「○○さえしていれば長生きできる」「頭が良くなるためにすべきたった一つの○○」など、わかりやすくシンプルに断言されたほうが、説得力があるし、自分の頭で考えずに済むので、たしかに楽です。しかし、ときには批判的な目で物事を見て、判断することも必要です。

医師は１００パーセント正しいか？

「医師」が書いていることなら１００パーセント正しいかというと、そうでもありません。医師の中にもかたよった意見、過激な発言、ゆがんだ説明をしている人を見かけます。卵や動物性タンパクは2歳まであげないほうがいいなどと主張するドクター、日本の健康事情が米国の陰謀で悪化しているとおっしゃっている先生方もいらっしゃいます。

情報源として比較的信頼できるのは、医学系の学会です。ただ、残念ながら親御さんの知りたい情報が記載されていなかったり、見つからなかったり、あってもむずかしくてわかりにくいという声をよく耳にします。医学・栄養学・生化学の情報はたしかに用語がわかりにくいことが多いのです。

わたしがこの本でご紹介する情報は、同時通訳者として30年以上働いてきた英語力を活かし、海外の論文にも直接目を通したものばかりです。

研究といっても、分子レベルから人での疫学研究まで幅広い段階があります。分子レベルの研究を飛躍的に解釈することも可能ですが、本書ではできる限り、人での疫学研究が出た段階のものをご紹介します。

ただ、ときには人での実験が不可能な研究もあります。その場合には、動物レベル、細胞レベルのものも一部掲載していることを最初にお知らせします。いずれにせよ、複数の研究レビューにしっかりと目を通した上での情報を厳選しました。

かたよりのない情報を、できるだけわかりやすい言葉でお伝えしていければと思います（2017年9月時点でわかっている情報を共有します）。

02

いまでとちがう
8つのヘルシーの常識

新常識1

「ノンオイル＝ヘルシー」はウソだった

あなたがスーパーのドレッシングコーナーにいたとします。同じ味、同じ金額のドレッシングが２種類あり、右側のドレッシングだけに「ノンオイル」と表示されていたら……あなたならどちらを手にとりますか？

「ノンオイルのドレッシング」と答えられる方が、圧倒的に多いのではないでしょうか。

しかし、本当に「オイル（脂肪）」は体に悪いものなのでしょうか。

結論から申し上げますと、健康な体、脳、心を作るために、オイル（脂肪）は絶対に必要です。ただし、「良いオイル」という条件付きで。

オイルは、これから説明する「良いオイル」であれば、離乳食を始めたばかりのお子さんが摂ってもなんの問題もありません。むしろ健康になるからと、ヨーロッパでは離乳食前の４ヵ月頃からお子さんに与えている親御さんもおられます。

では、良いオイルと悪いオイルには、どのようなちがいがあるのでしょうか。

油を構成する脂肪酸には、大きく「不飽和脂肪酸」と「飽和脂肪酸」があります。不飽和脂肪酸は植物性油に多く、動物性では青魚に多く含まれるＥＰＡ（エイコサペンタエン酸）やＤＨＡ（ドコサヘキサエン酸）があります。一方、飽和脂肪酸は動物性油に多く、常温で固体になるものがほとんどです。

不飽和脂肪酸のうち、必須脂肪酸は人が自分の体で作ることができません。健康を維持増進するには、必ず食品から、あるいは口から摂る必要があります（口から栄養を入れられない状態では別の手段で入れます）。

必須脂肪酸には、オメガ３系と呼ばれる、α《アルファ》リノレン酸（えごま油、亜麻仁《あまに》油など）、魚の脂肪であるＥＰＡ、ＤＨＡ、オメガ６系と呼ばれる、リノール酸（大豆油、コーン油、ごま油、なたね油など）、アラキドン酸（卵黄、豚レバーなど）などがあります（以上、図１）。

中でも、現代人に圧倒的に足りないのが「オメガ３系オイル」です。これは積極的に摂りたい「良いオイル」と言えます。オメガ３系オイルの一つ、ＤＨＡの摂取が足りなかったお母さんから生まれた子どもは、発達が遅れる傾向があるというデータもあります。

{図1}

「良いオイル」って何？

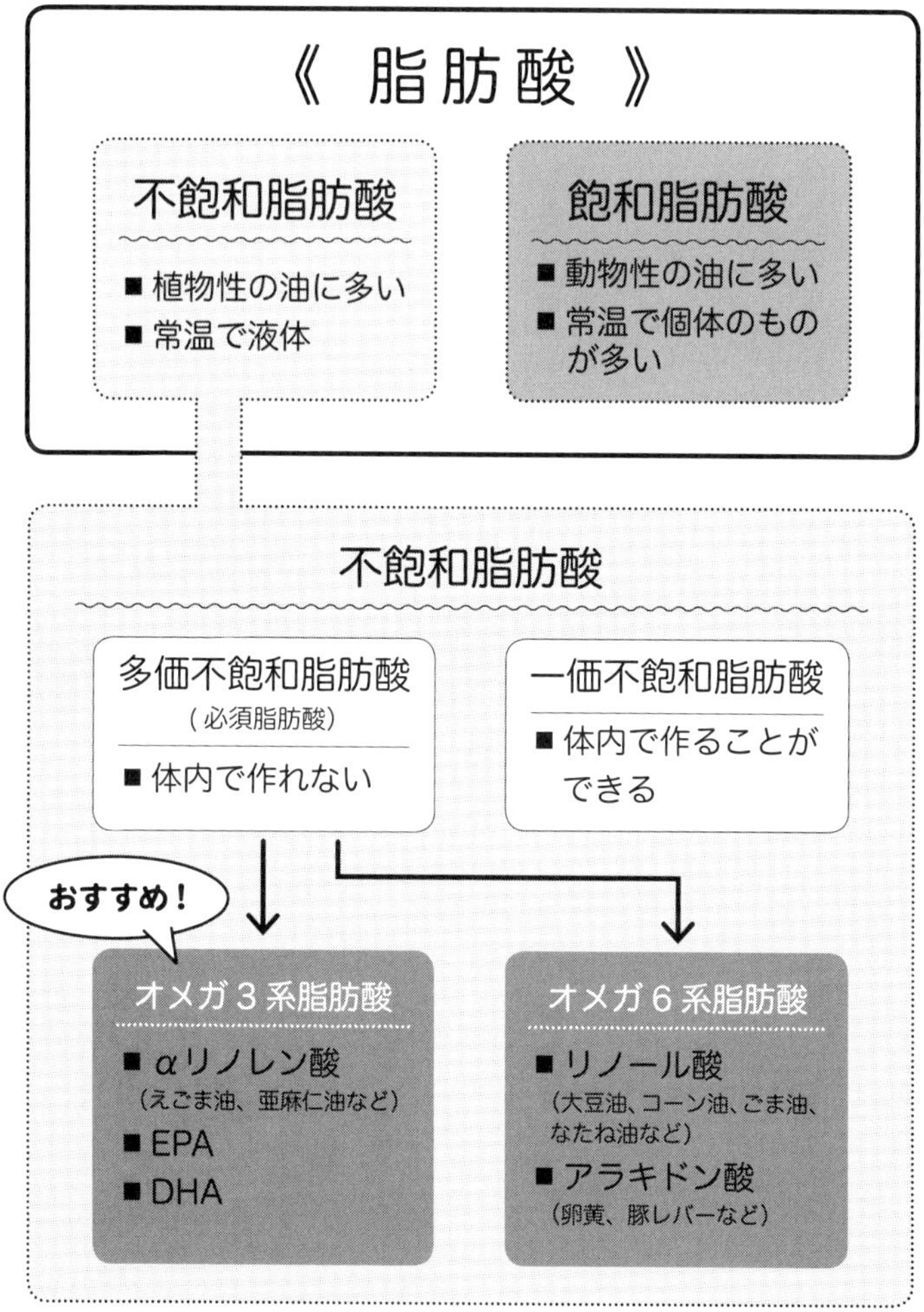
《 脂肪酸 》
不飽和脂肪酸
■ 植物性の油に多い
■ 常温で液体
飽和脂肪酸
■ 動物性の油に多い
■ 常温で個体のものが多い
不飽和脂肪酸
多価不飽和脂肪酸
（必須脂肪酸）
■ 体内で作れない
一価不飽和脂肪酸
■ 体内で作ることができる
おすすめ！
オメガ3系脂肪酸
■ αリノレン酸
（えごま油、亜麻仁油など）
■ EPA
■ DHA
オメガ6系脂肪酸
■ リノール酸
（大豆油、コーン油、ごま油、なたね油など）
■ アラキドン酸
（卵黄、豚レバーなど）

離乳食期に入ったら、えごま油・亜麻仁油は、小さじ1杯＋αを毎日摂取するようにしましょう。オイルは、そのまま飲むのではなく、おかずやお味噌汁に、食べる直前にちょい足しして摂るのがおすすめです。加熱によって酸化しやすいので、常温で摂るのがいいでしょう。

一方、悪いオイルの代表といえば、マーガリンや牛脂、ラードなどです。マーガリンは水素添加という処理がされていて、水素が体内でフリーラジカル（炎症を起こす物質）として作用するので、血管や細胞を傷つけてしまいます。

フリーラジカルはとても不安定な分子で、周囲の分子から電子を奪い取ってしまいます。その代表格が活性酸素です。活性酸素は新たな細胞を作るDNAの情報を次々とちぎっていきます。すると、せっかく代謝しても新たに出てくる細胞がすでに傷ついている状態となり、病気の元となったり、老化が進んだりしてしまいます。

マーガリンはトランス脂肪酸という分類に入り、米国では使用を禁止する条例を出している州もあります。牛脂もフリーラジカルを発生しやすい油の一つで、牛乳やバターも動物性の脂肪です。牛乳は、健康的な食事内容としてアメリカでは政府が推奨

しているものの、ハーバード大学公衆衛生大学院の栄養学講座では水を推奨していま
す。その理由は、牛乳をたくさん飲むことによる前立腺がんや卵巣がん・乳がんなど
の疾患との関係が示唆される研究が出てきているためです。アレルギーとの関連を示
す研究もあります。

しかし、牛乳は貴重なカルシウム源、タンパク源ですから、絶対的に悪いものでは
ありません。大切なのは、適量（毎日コップ1杯程度）にとどめて、飲用の頻度と量
を調整することだと言われています。

バターに関しても、たくさん摂るのではなく控えめに摂るのがおすすめです。

大切なのは、体に良いオイルと避けたほうがよいオイルを認識して選ぶことです。
その上で、オイルには「加熱に向くオイル」と「加熱に向かないオイル」があるの
で、用途に合わせて使い分けるようにしましょう。

加熱に向く良いオイルの代表は、オリーブオイルです。オリーブオイルは必須脂肪
酸ではありませんが、悪玉のＬＤＬコレステロールを下げ、善玉のＨＤＬコレステロ
ールは減少させないことがわかっています。

オリーブオイル、バージンオリーブオイル、エキストラバージンオリーブオイルと段階があり、その順番でお値段も高くなっていきます。

エキストラバージンオリーブオイルは酸度が0・8％以下と非常に低く、抗酸化作用（酸化を抑える作用、炎症を抑える作用）があります。オリーブオイルは発煙点（火にかけてから煙が出始める温度）が高いので、炒め物などに使う分には大丈夫ですが、揚げ物などの長時間の高温料理にはおすすめしません。オイルの酸化現象は、加熱の温度の高さと長さによって進みます。つまり、220度の高温で10分加熱するよりも、中火での加熱を1分したほうが、酸化は少ないのです。

「日本人の食事摂取基準」（2015年版）では、脂質の摂取基準は、0歳児で総エネルギーの40〜50％が目安量、1歳からは総エネルギーの20〜30％が目標量となっています。0歳児（9〜11ヵ月）では推定エネルギー必要量が一日700キロカロリーなので、その40％として280キロカロリー分のオイル、大さじ2杯強くらいはOKということになります。ただし、脂肪は母乳にもしっかり含まれているので、離乳食では小さじ1杯くらいを足せばよさそうです。

1～2歳児の推定エネルギー必要量は一日950キロカロリーなので、脂肪はその30％として285キロカロリー分、大さじ2杯程度、3歳から5歳では推定エネルギー必要量が一日1300キロカロリーなので、脂肪はその30％として390キロカロリー分、大さじ3杯程度ですが、ほかの食材にも脂肪は含まれるので、足すオイルとしては毎食小さじ1杯程度でよさそうです。

離乳食期には、イタリアでは毎食小さじ1杯のオリーブオイルを足すことをすすめるドクターがいます（これは学術文献ではありませんが、参考文献にはなります[*2]）。

［**まとめ**］オイル（脂肪）は生きていく上で欠かせない必要不可欠な栄養素。オメガ3系の亜麻仁油やえごま油は赤ちゃんでも飲んでOK。加熱時にはオリーブオイルを使いましょう。

新常識2

赤ちゃんの4人に一人が足りないビタミンD

現代人に足りない栄養といえば、3大栄養素では「タンパク」、微量栄養素ではカルシウム、鉄がよく知られています。

しかし、実は「ビタミンD」も慢性的に不足しています。

ビタミンDは全身の細胞内に存在し、カルシウムの吸収を助け、強い骨を維持するのに役立っています。ビタミンDが足りなくなると、カルシウムやリンの吸収が十分にできず、健康な骨を作ることができません。

そうしてカルシウムが不足してしまうと、血液中のカルシウムを増やす働きのある副甲状腺ホルモンがカルシウム不足を感知し、骨の中のカルシウムをひっぱってきてますます骨が弱くなります。骨折リスクが増し、また将来的に骨粗鬆症になりやすくなります。小児では、「くる病」を引き起こすこともあります。

さらに、最近ではビタミンDには筋肉を増やしたり、脳と体をつなぐ神経を伝達したり、免疫力を高めたりする働きもあることがわかってきています。ビタミンDはお子さんの成長にも欠かせない栄養素なのです。

しかし、ある日本の研究で健康に生まれた赤ちゃんを調べたところ、4人に一人ほどの子どもたちがビタミンD不足であることがわかりました。[*3] 母体のビタミンDが足りていないために、赤ちゃんのビタミンDも不足しているのではないかとも考えられています。

ビタミンDは、イワシ、シラス干し、サケ、卵の黄身、きくらげ、干ししいたけなどに含まれています。しかし、食べものに含まれる量は、ごく微量。サプリメントなどで上手に補うことを検討してもよさそうです。

ビタミンDを作るには、日光を浴びることも欠かせません。ビタミンDの源は、日光と食品だからです。

わたしたちがおこなった研究では、「ビタミンD欠乏性くる病」が、2009年から2014年までの間に3倍以上増えていることがわかりました。[*4]

この研究は、レセプトデータといって、医療機関が保険機関（保険組合や行政など）に送る診療報酬明細を使ったデータに基づいています。患者さんが病院やクリニックに行って受診した結果、医師が「この患者さんはくる病だ」と診断し、カルテに

「くる病」と記載した数を、一部の保険機関から入手して解析したものです。

こんなにもくる病が増えている背景には、過度に紫外線を避けていること、外遊びの時間が少なくなっていること、そしてよかれと思ってやっていることが、実はかたよった食事にしてしまっていることがあると考えられます。

他国のように、日本ではお子さんが食べる食材にビタミンD強化があまりされていないことも影響しているのかもしれません。お子さんが摂りやすいビタミンDのサプリメントがほとんどないことも原因の一つでしょう。

欧米では、国レベルの栄養施策（国民の栄養を広く考え対策をおこなう）により、ある食品への栄養素の添加・強化を促進したり義務付けたりするなどの対策がとられています。それによりビタミンDが強化された食品が多数あるのです。お子さんがよく口にするオートミールなどのシリアルや牛乳、ヨーグルト、豆乳、オレンジジュースなどでビタミンDが強化されています。

一方、日本では2017年8月現在、ビタミンD強化食品は一部の卵、牛乳、嗜好品などに限られています。

アメリカ小児科学会では、生まれてすぐから400IU（国際単位）のビタミンD

を与えることを推奨しています。生まれてすぐの赤ちゃんにどのようにビタミンDを飲ませるかというと、母乳であればママのおっぱいにビタミンDの液体を1滴つけ、そのまま口に含ませます。ビタミンDは脂溶性ビタミンといって、脂に溶けるビタミンのため、ビタミンDの液体サプリはオイルのような感じです。赤ちゃんからすると「なんか油っぽいな」と思いながらも、ちゅぱちゅぱ飲んでいるのでしょう。母乳も実は脂っぽいので、気にならないのかもしれません。妊娠前にはママに、出産後にはお子さんに、適量のビタミンDを補ってあげられるといいですね。

なお、サプリメントの中には過剰に摂取すると副作用が出るものもあります。小児科でも栄養に明るい医師が増えつつあります。ビタミンDに限らず、子どものサプリメント服用は医師に相談されることをおすすめします。

［まとめ］ 日本の赤ちゃんの4人に一人がビタミンD不足！ ビタミンD不足は骨粗鬆症やくる病のリスクを高め、筋肉や脳、免疫にも関係しています。母子ともに適度な日光浴とビタミンD豊富な食材の摂取を心がけましょう。

新常識3

肉や魚を食べないと病気リスクが上昇

すっかり日本でも市民権を得た、ヴィーガンやベジタリアンなどの「お肉やお魚などの動物性食品を食べない人たち」。食が多様化し、わたしたちは自分の意思で食べるものを選べるようになりました。

しかし、お子さんは食べるものを自分で選ぶことができません。

そして、やはり健康的な生活を送る上で、動物性食品を完全に除去してしまうのはリスクがあります。

動物性タンパクをほとんど摂らない食生活をすると、ビタミンB_{12}、ビタミンD、鉄、カルシウム、アミノ酸全般が不足します。

これら5つの栄養素を適切に補わないと、さまざまな病気にかかるリスクが上がってしまいます。実際にかたよった食事により、低身長、くる病、けいれん、易感染(感染症にかかりやすい)、やせ、肥満、メンタル面の不調を抱えるなどの子どもたちがいます。

ビタミンB_{12}はシジミや牡蠣などの貝類、のり、牛や鶏のレバー、イワシ、サンマ、サバ、煮干し、畳イワシ、たらこなどに多く含まれています。

核酸（DNAの一部）を作るために必須の栄養素で、赤血球を作り、髄鞘《ずいしょう》（ミエリン鞘＝神経線維を守る保護膜のようなもの）を作るのにも欠かせません。不足すると貧血や神経の障害が起き、深刻な場合は脳萎縮も起きます。[*5]

食事から摂るビタミンB_{12}の欠乏は、インド、メキシコ、中南米、アフリカの一部の、ベジタリアンが多い国・地域で問題となっています。[*6,7]昔はアジアではあまりみられませんでしたが、近年ベジタリアンやタンパク摂取量が少ない人が増えているために増加しています。

また、お肉やお魚などを食べないでいると、ビタミンDも不足します。ビタミンD不足が小児の「くる病」のリスクを高めることはすでにお話ししました。くる病にかかると、赤ちゃんでは頭蓋骨が軟らかくなったり、生後半年くらいのお子さんのお座りやハイハイが遅かったり、歯の形成が遅れたりします。重度のくる病では身長が伸びず、骨が変形することもあります。

くる病のような症状は、大人では「骨軟化症」と呼び、あまり外に出ない高齢者、施設にいる方、ひきこもっている方などがなりやすい病気です。

日本では戦後の栄養状態や衛生状態がよくなかった頃に、くる病の患者さんが多くいました。その後は、経済成長とともに減っていったのですが、２０００年頃から再び増え始めました。日本だけでなく、米国、カナダなど北米、イギリス、オランダ、北欧などの欧州でも同様です。

かたよった食事、何らかの食事制限、ダイエットなどの特殊な食べ方が広まり、実践する人たちが増えたことが一番の要因ではないかと考えられています。


特殊な食べ方をする人々の中には、宗教上の理由や、エシカル（倫理的）な理由（人間がほかの生き物を食べることは正当ではないなど）で、動物性タンパクを摂らない人もいます。

しかし、不足しがちな栄養がいまではほぼわかってきているので、そうした場合には体・脳・心の健康のために食べ方の工夫やサプリメントなど、何らかの方法で補うことが必要です。

［まとめ］ 肉や魚を食べない食生活でタンパクの摂取が少ないと、ビタミンB_{12}、ビタミンD、鉄、カルシウム、アミノ酸全般が不足します。低身長、くる病、けいれん、易感染、やせ、肥満、メンタル面の不調などのリスクが高くなるので、食べ方の工夫やサプリメントなどで上手に補うことも検討しましょう。

新常識4 卵を毎朝食べたほうが「脳」にいい

卵を食べていますか？　お子さんも毎朝1個、卵を食べていただきたいと思います。

診察時、わたしは患者さんの状態を理解するために、日頃の食事内容をうかがっています。お子さんに偏食がないか、ある場合は何を好んで何を避けているのか、間食をするか、間食には何を食べているかなどいろいろとお訊きしています。

すると、「アレルギーやコレステロールが心配で、なるべく卵を食べさせないようにしている」と答える親御さんが、けっこうおられます。

しかし、コレステロールが気になるから卵を控えるというのは、ひと昔前の情報です。

コレステロールはわたしたちの肝臓で合成されます。食べ物から吸収されるコレステロールと肝臓で合成されるコレステロールは、比率でいうと2対8くらい。圧倒的に肝臓で合成されるほうが多いのです。

肝臓では、ほぼ一定量のコレステロールが作られるようになっているので、食品からの影響はわずかです。そのため卵を1～2個、毎日食べたからといって、血中のコレステロール値にはそれほど影響しません（ただし、遺伝的にコレステロールが高い方もおられるので、そうした方は無制限に卵を摂取していいことにはなりません）。

5年ごとに厚生労働省が出している「日本人の食事摂取基準」でも、2010年版にはコレステロール摂取の上限量が記載されていました。しかし、2015年版ではその記載がなくなっています。これも、食べたものがそのまま血中でコレステロールになるわけではないことがわかってきたからです。

卵はアミノ酸スコア100という優秀な食べものです。卵のほかに、肉、魚、牛乳もアミノ酸スコア100です。

アミノ酸スコアとは、必須アミノ酸の含有比率を示す指標で、アミノ酸スコアが100ということはすべての必須アミノ酸の含有量が基準値を満たしているということです。アミノ酸が足りないと、脳内伝達物質（ドーパミン、セロトニンなど）の材料も、肌や毛髪などを作る材料も足りなくなってしまいます。精神面でもやる気が出なかったり、幸せを感じにくくなったりします。

朝ごはんから肉や魚を焼くのは大変でも、卵を食べるだけならそれほど負担ではないと思います。午前中に卵を食べるだけで、頭脳活動をする上でアミノ酸が役立ちます。年齢の小さい子でしたら雑穀卵がゆなどがおすすめです。

アレルギーを心配して自己判断で卵を除去するのもおすすめできません。卵は離乳食開始時から、よく加熱した黄身からほんの少しずつ摂っていくことで、月齢が進んでから卵を食べ始めるよりも、卵アレルギーになりにくくなることがわかっています。*8

コレステロールやアレルギーリスクを恐れて「卵を食べない」と考える必要はないのです。

［まとめ］「卵を食べるとコレステロール値が上がる」はもう古い！　離乳食早期によく加熱して少しずつ食べ始めることで、アレルギーにもなりにくい。朝食べて頭脳活動にアミノ酸を役立てましょう。

新常識5　野菜ジュースで体は老化する

野菜は「ジュースにして摂るのがヘルシー」と思っている方がいらっしゃいます。ですが、医学的に判断すると、やはり野菜をそのまま食べるほうがベターです。[*9]

たくさんの野菜を摂るメリットは、なんといっても「微量栄養素」がたくさん摂れることです。微量栄養素とは、タンパク質、脂肪、炭水化物といった多量栄養素以外の、ビタミン、ミネラル、ポリフェノールなどのファイトケミカル（植物に含まれる化学物質）です。

どれくらい微量かというと、その必要量は、単位としてはミリグラムどころかマイクログラム、ナノグラム、ピコグラム……。しかし、そのほんのちょっとでも足りないと、お子さんの代謝はうまく機能しません。量ではなく、「どれだけ多くの種類の微量栄養素を摂取できるか」がポイントなのです。

一つの野菜の中には、複数の微量栄養素が含まれています。野菜の栄養素は色に含まれていると覚えておいてください。かぼちゃの黄色はカロテン、ブロッコリーの緑は葉緑素のクロロフィル、なすの紫はポリフェノールの一種であるアントシアニンです。野菜の種類が増えると、必然的に多種の微量栄養素を摂ることができます。

しかし、効率よく微量栄養素を摂ろうと市販のジュースを飲むのは、残念ながら繊維が除かれていたり、糖化を進める果物が含まれていたりするので「糖化度」が高くなりがちです[*10]。

かといって、ミキサーで作った野菜ジュースを毎日飲むのも考えものです。材料によっては急激に血糖が上昇し、「糖化」を招くからです。もちろん野菜を摂らないよりはずっとましですが、小さく切ってもそのまま食べるほうが、ジュースにするより血糖が急激に上昇しません。

「糖化」とは、食事などから摂った余分な糖質が体内のタンパク質などと結びつき、細胞などを劣化させる現象のことです。糖化によって作られるＡＧＥ（Advanced Glycation End Products＝終末糖化産物）は老化を加速し、若いうちに病気を招く原因となります。

お子さんの場合、早くに糖化が進むと、骨の質が低いまま成長していくことになります。骨軟化症、骨粗鬆症のリスクが上がるだけでなく、他の病気のリスクも上がります。現代のような「糖化」や「酸化」を進める食事を日常的に摂っていると、さらに多くの病気がより若い世代に増えてくる恐れがあります。

わたしのクリニックでは「糖化度」を測定しています。実年齢以上に「糖化」が進んでいる方がたくさんいらっしゃいます。たとえばダウン症のお子さんは糖代謝が特徴的なので、普通に食べているだけで早く糖化が進んでしまいます。

かぼちゃやにんじんなどはＧＩ値（グリセミック指数＝ブドウ糖を摂った場合の血糖の上がり具合を１００とした場合と比べて、その食材を食べたときの血糖上昇）が比較的高い食材で、食べたあとの血糖上昇が比較的高くなります。それをジュースにして飲むと、さらに血糖上昇につながってしまいます。

わたしがおすすめしているのは、ジュースにするのではなく、野菜を「スープ」にして飲むことです。スープであればジュースとはちがい、一気に飲み干すこともないでしょう。少しずつ飲むことで、急激な血糖上昇は防ぐことができます。

スープは漉《こ》さずに繊維まですべて飲むのがベストです。食物繊維と一緒であれば、腸でゆっくり吸収されるため、糖度の高い食材でも血糖上昇にブレーキがかかります。

野菜の栄養は皮に多く含まれます。できれば皮をむかず、よく洗って切って、スープやシチューに入れましょう。

ジュースが悪いと言っているわけではなく、ジュースが野菜の代わりになるのではないという点が重要です。

［まとめ］野菜ジュースは「血糖上昇」を起こし得るので注意。野菜の代わりにはならないので、微量栄養素を摂るなら野菜をそのまま食べるかスープにするのがおすすめです。

新常識6

離乳食は「白米の全粥から」でなくてOK

離乳食は、白米よりも雑穀のおかゆからスタートするのがおすすめです。そのほうが糖質の摂取量を減らすことができ、ビタミン、ミネラルなどの微量栄養素と食物繊維を摂ることができるからです。

学術的に中立に人々の栄養を研究している機関として知られているハーバード大学公衆衛生大学院の栄養学講座でも、離乳食には「全粒雑穀」をすすめています。

現代の日本では、保健所による指導も含め、離乳食の指導では「白米の十倍粥」をおすすめしています。日本でお米が離乳食の最初に与えられることが多いのは、「アレルギーを起こしにくい」「消化に良い」という理由があるからです。

日本人は白米に対してアレルギーを起こす人が少ないことがわかっています。アレルギーはタンパク成分に対して起きるのですが、精製した白米はタンパク成分が少ないため（白米100グラム中6・1グラム）、アレルギーを起こしにくいとも言えます。

オートミール（同13・7グラム）やひえ（9・4グラム）、きび（11・3グラム）、あわ（11・2グラム）、アマランサス（12・7グラム）のほうが含まれるタンパクが白米よりは多いのですが、統計上、これらの穀類に対してアレルギーを起こす頻度は高くはないため、欧米では離乳食にも用いられます。小麦アレルギーの患者さんに対して、アレルゲンとなりにくいアマランサスパンを提供することを研究した論文などもあります。

昭和の頃には、薄めた果汁からあげる時代もありましたが、いまでは果汁は果糖が多く、かつ脳に甘味刺激がいくことが好ましくないという理由から、離乳食初期にはおすすめしていません。稀《まれ》ではあるものの、果物にアレルギー反応を起こすお子さんもいます。

日本では胃腸が弱っているとき、風邪をひいて体力が弱っているときに白米の「お粥」を食べるのが定番です。お米が「消化に良い」のに比べ雑穀は精製されておらず、食物繊維もたっぷりです。一見「消化に悪いのでは？」と、心配になるかもしれません。

しかし、食物繊維が豊富で腸内に長く留まることは、けっして悪いことではありません。小さな赤ちゃんにとっても腸内環境を整えるのに優れていますし、離乳食を卒業してからも、食物繊維の多い食事を、一口30回を目安にしっかりかんで食べることで、一品の満足感が上がります。

欧米ではオートミールやほかの雑穀（大麦・キヌア・アマランサス・ひえ・きび・あわ）、野菜から始める国がほとんどで、お米から始める国はありません。雑穀のみならず、野菜を離乳期にたっぷり与えられた子は、「大きくなってからも野菜好きな大人に育つ」というデータもあります。

つまり、白米がダメなのではなく、白米だけにこだわる必要はないのではないか、ということです。

また、白米の糖質を心配するのであれば、より低GI値である玄米がヘルシーだと思われるかもしれません。しかし、玄米には白米以上に残留農薬のリスクがあり、農林水産省がウェブサイトで述べているとおり、無機ヒ素も含まれています[*11]。万人に玄米がおすすめとは言えないことがわかってきました。

ただし、ヒ素はどこにでも広く存在する元素です。お米は水稲栽培なので、土壌中のヒ素を吸収しますし、さまざまな食品には微量のヒ素が含まれています。ですから必要以上に避けなくても大丈夫です。

そもそも、ある一つの食材が万人に絶対的に優れていることはなさそうなので、何も玄米が例外なのではありません。よく洗ってから炊くなどすると、玄米のヒ素量を減らすことができます。玄米自体が有害な食材なのではありません。どの食材にも長所と短所があるので、バランスを考えて摂取することで「調和のとれた食事」ができるということです。

［まとめ］ 白米よりも雑穀米がおすすめ。雑穀米は糖質摂取を減らすことができ、ビタミン、ミネラルなどの微量栄養素と食物繊維を摂るのにも最適です。腸内環境を整えるのにもグッド！

新常識7

塩分過多だと体が「炎症」を起こす

日本人の平均塩分摂取量は一日10グラムです（2015年厚生労働省の国民健康・栄養調査）。一方、WHO（世界保健機関）の推奨量は一日5グラムにとどまります。2歳以上の子どもの推奨量もほぼ同じです。

塩分と血圧の関係はみなさんよくご存じですが、塩分過多は血圧の上昇だけでなく、「炎症」も招くことがわかっています。塩分をより多く摂取している人のほうが、炎症性のマーカー（検査項目の一部）が統計学的に有意に高いことがわかっているのです（「統計学的に」とは、偶然ではなく、いろいろな要素からの影響でもなく、きちんと解析した結果のこと）。

細胞レベルで炎症状態になると、炎症の火消しのため、細胞の内外の、炎症を抑える抗酸化物質が使われることになります。これにより体が「酸化」して早く老化が進むのです。

昨今は、共働き世帯が増え、また手軽に市販のお惣菜やお弁当を買ったり、外食したりできる環境があるため、お子さんの塩分摂取量が高くなりがちです。外食や市販食は保存のため、また塩味がはっきりしているほうが売れるため、塩分の多く含まれるものが多いからです。そればかり続くと、お子さんの味覚も「濃い味」「塩辛い味」に慣れてしまいます。

よく「濃い味、塩辛い味を好むのは体が欲しているからで、体は必要としているものがわかっている」とおっしゃる方がいますが、それは事実ではありません。

食べ物を「食べたい」「ほしい」、あるいは「いらない」「食べたくない」と感じる気持ちは、脳から発せられています。しかし、わたしたちの脳は自分が生化学的生理学的に必要なものとそうでないものとを判断することができません。脳からのメッセージにしたがって食べていると、むしろ病気のリスクが上がってしまいます。

また、これは塩辛いものだけでなく「甘いもの」にも言えることです。

わたしたちの脳は、個と種の存続を第一の目的として働きます。すぐにエネルギーになる糖質を食べると、脳の報酬系が働いておいしいと感じます。甘いものは塩分以上に中毒性が高いので、その意味で砂糖、甘味は第二のたばことも言われています。甘いものを食べると脳の報酬系が活性化して幸せを感じるように、わたしたち人間はプログラミングされているのです。これは、人類が何万年もの間、飢餓の中で暮らしてきたからです。

しかし、飢餓ではない飽食の現代で、脳が感じるままに食べていると、「糖化」がどんどん進み、病気リスクは上がる一方です。


塩分に話を戻しましょう。お子さんの味覚を「薄味」に慣れさせていくには、ゆっくり少しずつ薄味にしていくことです。

わたしたちの口の中や食道などで、塩分を感じ取るアンテナのようなものであるレセプター＝受容体が、細胞の表面に飛び出て塩分を待ってキャッチします。

仮に、10個分の塩分が来ると10個のレセプターがそれらをキャッチし、9個の塩分が来ると9個のレセプターがそれらをキャッチしていきます。しかし、以前は10個の塩分だったのにそれが9個になると、残り1個のレセプターは塩分をキャッチできないため、自分は仕事がないと細胞の中に引っ込んでいきます。

そうして少しずつ摂取する塩分量を減らしていくと、徐々に塩分レセプターが減っていきます。結果として、薄めの塩分でも美味しくいただけるようになるのです。

塩分を減らすコツは、お出汁《だし》をしっかりきかせたり、レモンやかぼす、ゆずなどの柑橘類を活用したり、もしくはこしょうなどのスパイスハーブや薬味をしっかり使う方法がおすすめです。特に、ミント、ローズマリー、タイム、セージなどの西洋スパイスハーブ、しょうが、みょうが、ねぎ、わさび、三つ葉などのジャパニーズスパイスハーブは、どれも米国のＮＩＨ（国立衛生研究所）が出している「抗酸化物質リスト」で、ＯＲＡＣ値の高い食材として上位にずらりと並んでいます。ＯＲＡＣ値とは食材の「抗酸化力」のことです。

スパイス類の辛味や香りで塩分量を減らせるだけでなく、塩分過多による「酸化」も防いでくれるとあって、一石二鳥です。

とはいえ、お姑さんなどからは、「和食は日本人の体に合っているのだから、塩分はあまり気にしなくてもいい」と意見されることもあるかもしれません。

現代の日本人は食生活が欧米化しており、体質も体格も変化しています。子どものときに身長がぐっと伸びる成長スパートが以前よりも早くなっていますし、身長・体重が以前の日本人よりも増えています。江戸時代には男性の平均身長が１５５〜１５８センチだったという記録もあります。そのため昔通りの食事がベストとは限りません。

食事の内容も以前とは変わってきています。

塩分摂取量を考えるときには、カリウム摂取量とのバランスを考えます。カリウムは塩分の排出を助けるので、以前よりカリウム摂取量が増えているのであれば、塩分もそのままでいいかもしれませんが、実際にはカリウムを豊富に含む野菜の摂取量が、この10年で一日約300グラムから一日約270グラムへと減っています。やはり、昔のままの塩分摂取量では、塩分過多となってしまう人が圧倒的に多いのです。

WHOが掲げる一日5グラムはむずかしいかもしれませんが、せめて7グラム程度までは減らすことを目標にしてはどうでしょうか。幼いうちから減塩、薄味を心がけていれば、大人になってから苦労しながら減塩する必要はなくなりますよ。

［**まとめ**］塩分過多は炎症を招き、老化を早めてしまいます。味の濃い外食やお惣菜を避け、出汁、スパイス、レモンなどを上手に活用して塩分摂取量を減らしましょう。塩分の排出を助けるカリウムを多く含む食材も意識的に摂りたいですね。

新常識8

赤ちゃんの日焼け止めは使い方に注意

乳幼児の診察時、わたしは離乳食の進め方と同時に、「日光浴をしていますか？」と、親御さんに必ず訊ねるようにしています。

最近は日光浴を心がけているという親御さんもいらっしゃいますが、まだまだ大勢の人が日焼けによるシミを気にして、あるいは皮膚がんを心配して、日光浴をほとんどさせないとおっしゃいます。日光浴をしている場合でも、直接、太陽が当たらないようにしている人のほうが多いようです。実際、「皮膚がんは怖いものだから絶対に紫外線は浴びないで。日焼け止めクリームを必ず塗るように」というメッセージを発信されている有名人もいます。

たしかに紫外線に長時間あたり、「日焼け」するのは避けたほうが良いです。日焼けするほどの日光照射は、体内にフリーラジカルをたくさん作り、体を酸化させてしまいます。

しかし、同じレベルの紫外線を浴びても、皮膚がんのなりやすさは人種の肌の色によってそのリスクが異なります。

白色人種（コーカジアン）の人はリスクが高く、黄色人種であるわたしたち日本人は、白人ほどリスクが高くありません。逆に、肌の色が濃い人種のほうが、ビタミンD不足による「くる病」のリスクが高いことがわかっています。黄色人種のわたしたちはそちらを気にするべきです。

ビタミンDの合成には、日光浴と口からのビタミンD摂取が必要です。その割合は日光と口からが7対3、あるいは8対2とも言われ、食品から摂取できる量のほうがむしろ少ないのです。

したがって、赤ちゃん用・小児用の日焼け止めクリームをしっかりと塗り、UVカットスカーフでお子さんを頭のてっぺんから足の先まで覆うなど紫外線対策をバッチリしてしまった上で、卵や魚などの動物性タンパクを食べさせなかったり食べる量を少なくしたりすると、いよいよビタミンDが足りなくなります。

そこまで徹底していなくても、そもそも「日光浴」の方法が間違っているためにビタミンDが足りないこともあります。

親御さんの中には、マンションのお部屋でガラス越しに「日光浴」をさせていると言う方がいます。しかし、地表で暮らすわたしたちに届く紫外線Aと紫外線B（紫外線Cは地表のわたしたちには届かないので、その影響はいまのところ心配しません）のうち、ガラスを通過するのは紫外線Aだけです。

ガラス越しに日光浴をさせると、皮膚がんと関連のある紫外線Aはわたしたちの皮膚に到達するのに、ビタミンDを作ることに関連している紫外線Bはガラスで遮断されて届きません。

また、子ども用の日焼け止めクリームは紫外線Bをカットするので、サンスクリーンのクリームを塗ってしまうと、皮膚でビタミンDを作ることができません。

ですから日焼け対策もほどほどに。日光浴はガラス越しではなく「直接」を心がけ、サンスクリーンなしで日光浴できるといいですね。全身でなくとも、手のひら、足の先だけ日に当たる部分日光浴でも良いのです。とはいえ、研究にもよりますが、おおむね緯度35度を超えた地域（日本では静岡以北）では、冬の間は十分なビタミンDを作るために必要な紫外線がそもそも届かないという研究報告もあるので、口からビタミンDを摂ることを考えましょう。

［まとめ］赤ちゃんの日焼け止めを全身に、毎回塗るのは考えもの。シミや皮膚がん

以上に気にすべきなのはビタミンD不足。日光浴が不可欠なのでガラス越しではなく直接日光に当たりましょう。ビタミンDが豊富に含まれる魚（サケなど）を食べましょう。

Chapter

2

第2章

「体」「脳」「心」が健康になる子育て食

この章では「丈夫な子ども」「免疫力の高い子ども」「頭のいい子ども」「心が安定した子ども」が育つ、「ベストな食と栄養」の最新情報をお伝えします。また親御さんの関心が高いアレルギーについて、以前の常識とは異なる新しい知見に基づき、お子さんを過度に無菌状態にしない方法を、わたしから提案します。

01

「食と栄養」の悩みが消える4つのポイント

健康な子どもは「立ち直りが早い」

まず、みなさんと共有しておきたいのが、親御さんの目指す「健康な子ども」のイメージです。

お子さんが生まれたばかりの頃、ほとんどの親御さんは「健康に育ってほしい」と願うことでしょう。しかし、みなさんのいう「健康な子ども」とは一体、どのようなイメージでしょうか。

公衆衛生学の考え方の一つに「健康」の定義があります。一言でいうとそれは、「立ち直りの早い子ども」です。英語では、打たれ強さ、復元力、柔軟性を意味する「resilience（レジリエンス）」が、それにあたります。

たとえば、風邪をひいてもすぐに回復する。精神的にも、何か自分の周りで気に入らないことや思うようにならないことが起きても、すぐに「立ち直ることができる」というのが、レジリエンスのある状態です。逆に、病気の回復が遅く、一つのことに固執してネガティブに捉えてばかりいるのはレジリエンスがあるとは言えず、不健康な状態です。

つまり、「健康な子ども」とは、身体的にも精神的にも打たれ強く、柔軟な子どもなのです。

少し意外に思われたかもしれません。

テレビコマーシャルなどの影響で、除菌、殺菌を徹底し、「病気にならない環境」を維持して「健康を守っている」と思われている親御さんはとても多いようです。

しかし、腸内細菌が大切ということからもわかるように、わたしたちは菌と共存しています。過度な清潔志向でアレルギーが増えたのではないかという説もあり、除菌ばかりするのは、かえって子どもの健康にはよくないことがわかってきています。

床に落ちた食べ物を「菌がついたから食べない」ようにするのではなく、それらを食べても病気にならないお子さんこそ、「健康な子ども」と言えます。診察においても、「無菌子育て」は子どもを弱くしてしまうので気をつけるよう、お願いしています。

ただし、健康になるには「食事だけ」では不十分です。どんなに食事に気をつけていたとしても、「睡眠」や「運動」が足りなかったり、「人間関係」などに問題があったりしては、お子さんは健康になれません。

健康とは、あらゆる要素が揃って得られる総合的なものです。みなさんにはそれをご理解いただき、お子さんがいまより少しでも健康になるための「食と栄養」について、読み進めていただければと思います。

ポイント1
「丈夫な子ども」になる

タンパクは2種類以上の食材からたっぷり摂る

大人も子どもも、とにかくタンパクが足りません。とくに女性にはその傾向が強くあります。

成人に必要なタンパク量は成人男性で一日60グラム、成人女性で一日50グラムと考えられています。お子さんの推奨量は1〜5歳で一日20〜25グラム、6〜7歳で一日30〜35グラム、8〜9歳で一日40グラムが目安です[*12]。

しかし、タンパク量はタンパクが含まれる食材のほんの一部でしかありません。たとえば、お肉100グラムに含まれるタンパク量はだいたい25グラム。これはお魚も同様です。ですから一日に必要なタンパクをお肉だけで補おうとすると、成人では250グラムものお肉を毎日食べなければなりません。

ヘルシーなタンパク源として好まれる豆腐では、100グラムに含まれるタンパク量は8グラム程度です。お豆腐は1丁が約300〜400グラムですから、一日に必要な量をお豆腐だけで摂ろうとすると、6歳児でも毎日お豆腐を1丁まるまる以上、食べなければなりません。

そこでわたしがおすすめしているのが、毎食2種類のタンパク源を摂る方法です。タンパク源となる食材は、卵、魚、肉、大豆製品が主です。この4つから2種類を選び、卵と魚、肉と魚、豆腐と魚、などと組み合わせて食べるのを目指したいですね。

大人の場合は食材にすると毎食100グラムが目安です。面倒なので細かなグラム数を計るのではなく、ざっくり手のひら（手掌だけでなく指まで）1杯分と覚えておきましょう。

お子さんは、年齢と体格に応じて体重20キロを超えていたらママと同量、それ以下の小さいお子さんは大人の半分から3分の1程度が目安です。これにより一日に必要なタンパク量はおおむね補えるでしょう。

ただし、肉類に含まれる脂は飽和脂肪酸という脂で、動脈硬化を引き起こす原因になります。量と頻度を調整しましょう。逆に、魚の脂は動脈硬化を防ぎ、脳の発達を促進する働きがあるのでおすすめです。

なお、大豆製品の中でも、乾燥おから、ゆば、高野豆腐のタンパク量は、100グラムあたり20~50グラムと優秀です。上手に活用しながら必要量のタンパクを摂るようにしましょう。

カルシウム一つで骨だけでなく筋肉の成長もサポート

2015年の国民健康・栄養調査によると、日本人は平均してカルシウムの摂取量が足りません。

カルシウムが骨を作るのに欠かせないことは、すでにご存じだと思います。しかし、筋肉の動きにも重要な栄養であることは、あまり知られていません。

カルシウムは筋肉の動きにどう関わっているのでしょうか。

まず、体内に入ったカルシウムはカルシウムイオンとなり、あるいは他の元素と結合した形で体中を移動していきます。すると、わたしたちの細胞の表面でいつもカルシウムを探しているレセプター（受容体）が、「あ！　カルシウムがある」と気づき、カルシウムを細胞の中に取り入れます。

筋肉を縮めたり伸ばしたりして動かすには、このレセプターが次から次へとカルシウムをキャッチしていく必要があります。

その様子はさながらコマ送りのようです。レセプターがカルシウムをキャッチする、筋肉が一コマ動く、レセプターがカルシウムをキャッチする、筋肉が一コマ動くという手順を繰り返すことで、やっとわたしたちの筋肉は一つの映像のように連続して動くことができるのです。ですからカルシウムが足りなければ、それだけで筋肉の働きが鈍くなってしまいます。

カルシウムを豊富に含む食材をたくさん食べたからといって、嘔吐や不整脈などを引き起こす高カルシウム血症に直ちになるわけではありません。逆に不足すると、骨の健康に影響が出るだけでなく、メンタル面でもちょっとしたことに過敏になり、イラだったりすることがあります。

これは、カルシウムが脳や感情に関連する神経伝達物質の調整にも重要だからです。1991年にノーベル生理学・医学賞を受賞した技術により、カルシウムイオンの神経伝達物質の働きがよりはっきりとわかってきたので、その重要性がさらに理解されてきたのです。

カルシウムは魚介類や乳製品に多く含まれています。チーズ、桜エビ、イワシの丸干し、パセリ、モロヘイヤ、バジル、しそ、大根の葉などにも多く入っています。単位量あたりで最もカルシウムを豊富に含む食材は、干した桜エビ、次が乾燥バジルです。

いずれも一度にたくさん食べる食材ではありませんが、少しずつでも摂れると良いですね。魚介類には抗酸化作用のあるスパイスハーブ（薬味）を添えて食べるのがおすすめです。

ポイント2

「免疫力の高い子ども」になる

インフルエンザ・風邪をはねのける食べ方

先にも述べましたが、健康なお子さんには、風邪にかかってもすぐに立ち直ることができるレジリエンスがあります。そうしたお子さんには「高い免疫力」が備わっています。

風邪の元となる病原体といえば、細菌かウイルスのどちらかです。ほとんどがウイルスと言ってもいいでしょう。

ウイルスは乾燥した低温環境を好み、わたしたちの体内に入ると細胞を乗っ取っていきます。風邪を予防するには、風邪ウイルスの侵入を防ぐこと、万が一侵入してしまった後にも早々に戦い、打ち勝つ免疫をもっていること、の2点がポイントです。

まず侵入を防ぐには、手を洗い、マスク着用、うがいを励行することです。朝起きてすぐのうがいや歯磨き、人込みを避ける、夜寝るときに鼻腔にワセリンを少し塗って保湿してマスクをして寝る、などの方法もあります。

また、抗酸化力のある栄養素の血中濃度を高くすることで風邪がひきにくくなるという研究があります。それにはビタミンC、ビタミンE、ビタミンA、ビタミンD、亜鉛、セレンなどの微量栄養素を、日ごろからしっかり摂ることです。アブラナ科系の色の薄い野菜類と、色の濃い野菜類を意識して食べましょう。

また、タンパクが不足していると病原体と戦う抗体の材料が足りず、病気にかかりやすくなります。繰り返しになりますが、体重や体格に応じたタンパク、野菜、良質なオイル、食物繊維を日常的に摂ることが、風邪にかかりにくい免疫力をつけることにつながります。

目安となる量として、小さなお子さんならざっくり大人の半分から3分の1程度のタンパク、いろいろな野菜を毎食100グラム弱、さらには良質なオイルを一日小さじ1～2杯、食物繊維を毎食5グラム以上食べていると、風邪をひきにくくなります。

ビタミンDの血中濃度が高い子と低い子では、「高い子のほうが、ひと冬にかかるインフルエンザの頻度が低い」という、日本人のお子さんを対象にした研究報告もあります。

これは2010年に発表された小・中学生を対象に実施された研究で、一日に1200IUのビタミンDを摂った群とそうではない群では、ひと冬にかかるインフルエンザの罹患率が、ビタミンDを摂っていた群のほうが明らかに低かったというものです。

ビタミンDと免疫に関しては、ここ20年前後でさまざまな研究結果が発表されています。以前は、「ビタミンDは骨に重要な栄養素」と教わっていましたが、いまでは感染症やがんなどとも関係していることがわかってきています。今後もさらなる働きが見つかる可能性があります。

腸壁を傷めず、免疫力をアップする腸内フローラケア

わたしたちのお腹の中には、数百兆から1000兆もの腸内細菌が暮らしています。

腸内フローラは、小腸から大腸の中の細菌たちを名付けた言葉で、フローラはくさむら（叢）やお花畑という意味です。

腸内フローラが健康だと、主であるわたしたちも健康になります。しかし、腸内フローラの調子が悪いと代謝全般が悪くなり、肥満になりやすく、また免疫も低下することがわかっています。

腸内フローラの健康には、食物繊維がとても重要です。食物繊維をしっかり摂っていると腸内フローラの環境がよくなります。一方、食物繊維が少ないと、善玉菌たちが生き延びるためのエサが少なくなり、エサを探した菌が腸壁を傷つけることがあり

ます。

２０１５年の国民健康・栄養調査によると、日本人の食物繊維摂取量は大人で平均15・０グラム。しかし推奨は約20グラムですから５グラム足りません。７～14歳の平均は13・３グラムで、ほぼ推奨どおりです。

ただ、お子さんでもパンケーキやおせんべいなどの単純炭水化物を多く食べていると、血液中の糖が上がり、腸では腸内細菌たちのエサである食物繊維が入ってこないので腸内細菌たちが飢えてしまいます。そうなると腸内細菌たちはエサをもとめて腸表面の粘液を荒らし、腸壁を傷つけ、ひいては免疫力の低下を招いてしまいます。

抗生物質によって腸内細菌の中で好ましくない菌たち（いわば悪玉菌。ただ悪玉菌と呼ばれている菌たちも、場合によっては良い働きをすることもあります）が増えるのも免疫力低下の一つの要因です。元に戻るのに、場合によっては年単位の時間がかかることもあります。抗生物質は病気によっては服用しないと命取りになるので、安易に拒むのはおすすめしません。ただ、必要なときには同時に腸のケアもすることが重要です。

腸内フローラのケアには、野菜、きのこ、海藻、雑穀などの食物繊維をしっかりと摂ることです。ただ、海藻類にはヨードが多く含まれているので、毎日大量に摂るのではなく、ほどほどを心がけましょう。

その上で、発酵食品（ぬか漬け、すぐき、キムチなどの漬物、減塩味噌、できれば甘くない乳酸菌製品）を上手に取り入れながら、整腸剤（いわゆる善玉菌）を併用すると、腸内環境が整い、風邪などをひきにくい健康体を維持することができます。

最高の免疫アップ食材「もち麦」の底力

海藻や発酵食品はもちろんですが、腸内フローラのケアに良い食材といえば「もち麦」です。もち麦はビールや焼酎、麦茶にも使われる大麦のことです。お米のように「うるち」と「もち」に分類され、よりもちもちしているのが「もち麦」です。

もち麦には大麦β-グルカンが含まれていて、セカンドミール効果があることが研究で示されています。セカンドミール効果とは、もち麦を食べた食事の次の食事（セカンドミール）にも、血糖上昇を抑える効果が示されていることです。

腸内フローラのケアには2つのキーワードがあります。一つは、良い菌を植える

「プロバイオティクス」。もう一つは、良い菌のエサとなって腸内環境を整える「プレバイオティクス」です。

プロバイオティクスはヨーグルトや発酵食品などに含まれる、腸に良い働きをしてくれる善玉菌のことです。１９８９年にイギリスのフラー博士によって提唱され、代表的なものに乳酸菌やビフィズス菌などがあります。

一方、プレバイオティクスは、イギリスのレディング大学・食品微生物学者ギブソン教授らが１９９５年に提唱した、腸内環境を整える４つの条件を満たす食品成分です。

その条件は、「胃酸などに負けず大腸まで届くこと」「善玉菌のエサとなること」「腸内フローラのバランスを整えること」「人の健康に役立つこと」です。

現在まで、オリゴ糖や食物繊維の一部がプレバイオティクスの要件を満たす食品成分として認められており、もち麦は、このプレバイオティクスによる健康維持・増進効果が非常に高いことがわかっています。

その仕組みは、「もち麦のプレバイオティクス（大麦β-グルカン）が腸内細菌のエサとなる」↓「菌の発酵によってできる短鎖脂肪酸が腸の粘液を増やす」↓「免疫反応のコントロールにかかわる」という一連の流れです。

ポイント3

「頭のいい子ども」になる

「揚げ物NO!」が老けない脳を保つ

けっして甘いわけではないのに「糖化」を進める食べ物。それが「揚げ物」です。揚げ物をたくさん食べていると、糖とタンパクが加熱されて起こる糖化現象によって、体にとって好ましくないAGE（終末糖化産物）が体内により蓄積されます。

加齢によって自然に糖化は進むものですが、平均的な糖化レベルを超えて糖化現象が進むと、細胞や臓器の機能が落ちます。骨でのAGEの蓄積は骨粗鬆症をもたらし、臓器ではがんの原因にもなり、脳では認知症との関連も報告されています。皮膚ではシミ、しわ、たるみの、毛髪では薄毛やはげの原因にもなるなど、良いことは一つもありません。

しかも、いったん蓄積したAGEは、なかなか減らすことができません。簡単には取り返しがつかないので、幼い頃から意識的に避けましょう。

糖化現象の進み具合を緩める効果的な方法は、食生活の改善、十分な睡眠、上手なストレス解消、適度な運動です。さらに大人では、節酒・禁煙なども必要です。

調理法では、食材を「揚げる」のではなく、「蒸す・煮る」ことで糖化が起こりにくくなります。揚げた鶏肉と蒸したり煮たりした鶏肉では、糖化レベルが7倍もちがうという報告があります。

調理方法による糖化リスクの低い順番は、生《なま》↓蒸す・煮る↓焼く↓揚げるです。加熱する時間も関係しており、長時間高温で揚げる調理法が一番糖化を進めます。

ですから揚げ物は控えめに。一生唐揚げ禁止ではありません。頻度と量の問題でありバランスが大事です。

わたしたちの体の糖化レベルを簡単に非侵襲的に（針などを刺さず痛くない方法で）測定する検査機器が開発されています。病院やクリニックなどでも測定できるようになりました。一つの目安として確認されてみるといいかもしれません。

頭をよくする「ブレインフード」は魚のオイル

親御さんや妊婦さんの間で「魚には水銀があるから食べないほうが良い」という噂

が広まっているようです。水銀を気にするあまり、「子どもにはお魚を食べさせない」と決めているというのです[*13]。しかしこれは、とてももったいない話です。

魚のうち、とくにマグロとメカジキにメチル水銀が含まれることがわかっています[*14]。メチル水銀は胎児や小児の神経発達を損ね、また、とくに体の平衡を保つなどの機能を持つ小脳（脳の後ろ側の下寄りに位置する）に影響を与えやすいことも知られています。ですが、それによってマグロを一生、一切食べないのは考えものだと思います。量と頻度の問題だからです。

魚介類は貴重なタンパク源であり、脳の神経発達を促すＥＰＡ、ＤＨＡなどが豊富に含まれています。ＥＰＡ、ＤＨＡは心血管疾患のリスクも下げます。そのほかの微量栄養素（ビタミン、ミネラル）もたくさん含まれていて、魚を一切食べないのはいかにももったいないことです。

メチル水銀が多めの魚の種類は右記のようにすでにわかっています。それらの頻度を調整するのであれば、週1〜2回にするとよいでしょう。そのほかの魚、たとえばサバ、イワシ、アジ、サケなどを加えて、だいたい週に5回以上は魚介類を食べたいものです。

その他のリスクでは、アニサキスによる食中毒を心配する人がいます。寄生虫であるアニサキスの幼虫は、サバ、イワシ、カツオ、サケ、サンマ、アジなどの生鮮魚介類に寄生します。「急性アニサキス症」になると、胃や腸管に噛みついたアニサキスを内視鏡で除去することになり、たしかに大変です。

しかし、わたしはこうお答えしています。「アニサキスにあたるのは、宝くじで3000円当たるよりも確率が低いですよ。それよりもお魚を食べたほうが、ママやお子さんの脳、心臓や血管にも良いと思いますよ」と。

アニサキスは冷凍や加熱によって予防することが可能です。アニサキスにあたる確率はそれほど高くはないので、過度に恐れる必要はありません[*15]（アニサキス症の罹患率は約2％）。

頭のいいお子さんに育てるためにも、EPAとDHAを積極的に摂りたいですね。

集中力が続かないのは、子どものせいではなく「鉄不足」が原因？

鉄は、厚生労働省の国民健康・栄養調査でも、日本人のほとんどが不足気味の栄養素です。足りなくなると鉄欠乏性貧血となり、疲れやすい、息切れがする、めまいがするなどの症状が出ます。集中力が続かなくなり、お子さんでも学校の成績が芳しくなくなることもわかっています。

知っておいていただきたいのは、食品によって「鉄分を摂りすぎる」ことはまずないということです。むしろ、肉や魚などのタンパク源を常食していても鉄は不足しがちで、摂取タンパク量が少なくなれば、いよいよ貧血になる割合も高くなります。

鉄が多く含まれるのは、赤身肉、魚介類、卵黄、大豆や大豆製品、穀類などのタンパクが豊富な食材です。鉄には動物性食材に含まれるヘム鉄、植物性食材に含まれる非ヘム鉄があり、ヘム鉄の吸収率は15〜35％、非ヘム鉄の吸収率は2〜20％と報告され、一般的にはヘム鉄のほうが、吸収率が高いことがわかっています。ビタミンCと一緒に摂ることで、より吸収されやすくなります。

診察時には、貧血かどうかはまず眼瞼結膜《がんけんけつまく》を診て、それから採血します。すると、やはりヘモグロビン、血清鉄、フェリチンなど鉄の数値の低いお子さんがとても多くいます。

お子さん、とくに乳幼児ではよほどの症状がない限り、採血をしてまで鉄の状態を診ることはありません。しかし、ママがやせ気味であったり、やせていなくても栄養状態がいまひとつの場合、赤ちゃんの栄養も万全ではないため、かなりの割合で貧血の子がいると想定されています。

乳幼児期に鉄が足りないと、精神や脳の発達に障害が出たり、運動機能での障害が起きたりすることがわかっています[*16,17]。幼いうちからしっかりタンパクを摂り、鉄を補いましょう。

ポイント4

「心が安定した子ども」になる

「有機食材」はマストではなくベター

「やっぱり有機がいいですか?」という質問をよく受けます。

それに対してわたしは、「家計に無理がないのであれば、有機を選んでもいいのではないですか」とお伝えするにとどめています。それは、有機食品が従来食品(有機でない食品)に比べ、現段階で1・4倍程お値段が高いからです。

ただ、従来野菜と比べると、有機野菜のほうが、残留農薬が少なく、抗酸化物質(ビタミン、ミネラルなど)がより多く含まれているという報告はあります。

また、妊娠中に残留農薬に曝露されていた妊婦さんから生まれた子どもたちと、農薬にあまり触れなかった妊婦さんから生まれた子どもたちとでは、曝露群の子どもたちのほうが、発達障害のリスクが3倍ほど高かったという研究が、米国で2014年に出ています。

こうした情報をどう捉えるかは、それぞれの親御さん次第です。ただし、わたしは家計的に厳しいのに無理をしてまで有機にすることはおすすめしません。

日本よりもはるかに有機食材への意識が高い米国の事情を、元FDA（アメリカ食品医薬品局）の上級研究員の人に訊ねたところ、「〝有機〟であるかどうかよりも、まずは、〝野菜〟そのものを買って食べることのほうが大切」というご意見をいただきました。これにはわたしも同感です。

わたしは有機食材に関連した研究をしていますが、無理をして有機野菜を購入しているご家庭にはひずみが出ると感じています。

とはいえ、可能な範囲で無理なく購入できるのであれば、有機農家さんを支援することにもなり、お子さんの将来につながる持続可能な農業を広められる点においても、良いのではないかと思います。

血糖スパイクを防ごう

血糖値とは、血液に含まれるブドウ糖の量をあらわす数値です。炭水化物や糖を食べると、それらはわたしたちの体でブドウ糖となり、血液に入って血糖となります。

血糖とお子さんの精神状態は関連していて、ときには集中力や判断力の欠如、眠気、空腹感などを招くこともあります。

とくにわたしが注意したいのが、「血糖スパイク」です。血糖スパイクとは、食事をした後のごく短時間だけ人知れず血糖が上昇し、しばらくするとまた正常に戻る「血糖の乱高下」のことです。

血糖スパイクが起こると血管が傷ついてしまいます。子どものときから血糖スパイクが続いていると、早い段階で脳梗塞や心筋梗塞、がん、認知症、糖尿病などの病気にかかってしまうリスクがあります。そのリスクは、死亡率で約2倍です[*18]。

しかも、血糖スパイクは短時間だけの現象で、食事から時間が経つと自然におさまります。そのため年に一度の健康診断では発見することができず、無自覚なことが多いのです。

血糖スパイクはなにも、甘い野菜ジュースや果実ジュースなどの摂取後だけに起きるわけではありません。白米やチャーハン、うどん、ラーメンなどの日常的な食事の後でも十分に起こり得ます。

それを防ぐには、「食材の選び方」「調理法」「食べる順番」「食後の行動」の4つがポイントになります。

血糖値の上昇を食品側でみるのはGI値です。GI値とは、一つの食材につき炭水化物50グラムを摂ったときの血糖値の上がり具合を、ブドウ糖を摂ったときを基準値100として相対的にあらわしたものです。そのGI値の低い「食材の選び方」は、精製されていない食材、食物繊維が含まれている食材を摂るようにすることです。以下を目安にしましょう。

【GI値の低い食材の選び方】

- 精製されている食材（白米・小麦粉など）よりも精製されていない食材（玄米、雑穀、全粒粉など）
- 食物繊維が除かれている食材（野菜ジュースなど）よりも食物繊維が含まれている

食材（そのままの野菜など）

- ハチミツよりもメープルシロップ

最近ではGI値以外にも、「GL値」で食材を選ぶ方法が知られてきました。GL（グリセミック・ロード＝血糖負荷）値は、食材に含まれる炭水化物の量をもとに計算（食材に含まれる炭水化物の量×GI値÷100）されているため、〝通常の一人前の食事量〟を摂ったときの値に近い数字が得られます。10以下であれば「低GL」、20以上であれば「高GL」というのが目安です。

このように、食べ物の糖の値一つとっても計算の仕方によってその値は変化します。ですからGI値やGL値の一覧表を暗記する必要はなく、ざっくり「野菜では葉物系は低め、ほくほく根菜系は高め。穀類では白いご飯は高め、全粒雑穀は低め」と覚えておけば十分だと思います。

GI値の高い食材を食べるときには、しょうがなどのスパイス、ハーブや海藻類といった抗糖化食材を組み合わせるとよいでしょう。食後血糖値の上がり具合を調整することができます。

次の「調理法」は、ポイント3で述べましたように、生↓蒸す・煮る↓焼く↓揚げるの順に糖化リスクが高くなることをよく認識しておきましょう。

3つ目の「食べる順番」では、GI値の低い食材から食べ始めるのがポイントです。具体的には、野菜↓タンパク↓炭水化物と覚えておくといいでしょう。

この順番を厳密に、神経質に覚える必要はありません。「味噌汁はどのタイミングで食べるんだ！」とヒステリックにならず、和食なら野菜から食べ、次に魚やお肉のおかず、最後にご飯という順番がいいですね。

お味噌汁は何番目でなければいけないということはなく、その後もおかずとご飯を交互に食べても何の問題もありません。まずは楽しい食事の時間を過ごすことを第一に考えましょう。

ただ、ポテトサラダは「サラダ」と名前がついていますが、じゃがいもには糖質が多く含まれているので要注意です。また、食事が一皿もの、丼もののときには、食事の「満足感」が得られにくく、食後に甘いものなどを欲してしまいがちなので気をつけましょう。

4つ目の「食後の行動」では、食後20分後から20〜30分程度、体を動かすのがおすすめです。体を動かすといっても「運動」や「体操」ほどでなく、食後の片づけ程度の動きでもいいのです。

おやつの選び方・与え方は親のイニシアティブで

子どものおやつとは、基本的に食事の栄養を補うためのものです。しかし、ときには「市販のおやつ」を買い与えることもあると思います。

市販のおやつの選び方としては、「赤ちゃん用」であるかどうかよりも、食品成分表示をよく確認することが重要です。着色料やショートニング、調味料が添加されているものであれば、赤ちゃんせんべいでも避けておいたほうが無難です。

着色料には発がん性がありますし、ショートニングには動脈硬化を招く危険性があります。また「調味料（アミノ酸等）」とは、本来「だし」として使われてきたものの旨味成分のみを科学的に合成したり、抽出したりしたものです。なかには神経興奮性をもたらすものがあると考えられています。

もちろん、市販のおやつがすべて悪いわけではないので、食品成分表示をよく見て上手に選別することが大切です。

ただし、年齢・月齢が小さいうちは、影響・作用が大きいのでより注意したほうがよさそうです。年齢が高い子であっても、発達に関してリスクのあるお子さんの場合には、添加物は要注意です。より多動になったり、怒りっぽくなったりすることが報告されています。

市販のおやつに限らず、間食に何を与えるかは親御さんにとって悩みどころだと思います。

バナナが好きなお子さんも多いので、おやつにはバナナを与える親御さんもおられるでしょう。果物にはビタミン・ミネラル・ファイトケミカルなどの微量栄養素が豊富に含まれており、できれば摂りたいところです。しかし、一方で果物には果糖（フルクトース）という糖が多く含まれていて、摂り過ぎると老化を早めてしまいます。果物好きの人は、血液検査で中性脂肪（トリグリセリド）の値が高く出る傾向もあります。

そのため、果物は1日の上限を知っておくといいでしょう。厚生労働省では、1日の果物の摂取量を200グラム程度とする目標を掲げています。200グラムの果物とは、ちょうどバナナ1本分ほど。そのためお子さんもバナナ1本分くらいまでを目安にするのであれば、食べ過ぎることはありません。

また、最近では、「おやつ」であれば食べるのに「ご飯」は食べないというお子さんもいます。「子どもが最近、ご飯を食べません」という悩みを親御さんからよくお聞きしますが、まったく食べないのではなく、好き嫌いがあったり食べムラがあって食が細くなったりしていることがほとんどです。好物であればドカ食いするパターンが多く見受けられます。

親御さんとしては「摂食障害」を心配されているようですが、拒食や、逆に過食で吐き出したりするなどの摂食障害とは、ただ食べたり食べなかったりということではなく、①体重に対する過度のこだわりがあること、②自己評価への体重・体型への過剰な影響が存在する、といった心理的要因に基づく食行動の重い病気です。10万人中10人程度がかかり、摂食障害と診断される人の数は1980年からの20年で約10倍に増えています。

いずれにしても、子どもの言いなりになって、「うちの子は自主性のある子に育ってほしい」と、おやつに関しても子どもにイニシアティブを持たせるのは、けっしておすすめできることではありません。親御さんがしっかりと食品成分表を確認し、適量を摂ることをおすすめします。

02

アレルギーを怖がりすぎる「無菌子育て」はやめよう

アレルギー食材は〝早め〟がいいことづくし！

昔は、アレルギーを起こしやすい食材（卵、そば、エビ、カニ、ピーナッツ、大豆、小麦、牛乳などのアレルギー7品目他）、中でも「卵を赤ちゃんにあげるのは1歳を過ぎるまでは控えるべき」という情報が出回っていました。

しかし、それはもう以前の常識です。

現在は、離乳食を生後5〜6ヵ月からスタートし、卵もその頃から始めることをすすめています。「5〜6ヵ月でいろいろな食材を食べ始めたほうがアレルギーになりにくくなりますよ」という提言を、日本小児アレルギー学会が発表しています。[*19]

欧米でも、ピーナッツアレルギーは重症化しやすいことで知られていましたが、最近では生後5ヵ月頃から、ごく少量の、しっかり加熱したピーナッツを少しずつ食べさせることを推奨しています。[*20,21]

日本の環境省と国立環境研究所と国立成育医療研究センターが日本の赤ちゃんとママたち約5万8000人を調べた「エコチル調査」によると、生後9ヵ月の時点で卵・牛乳をあげていない親御さんが約半数もいたことがわかっています（図2）。

｛図2｝

1歳時点での離乳食の状況

「以下の食べ物とこれらを含む食品（原材料の一部に含むもの）を食べ始めた時期」

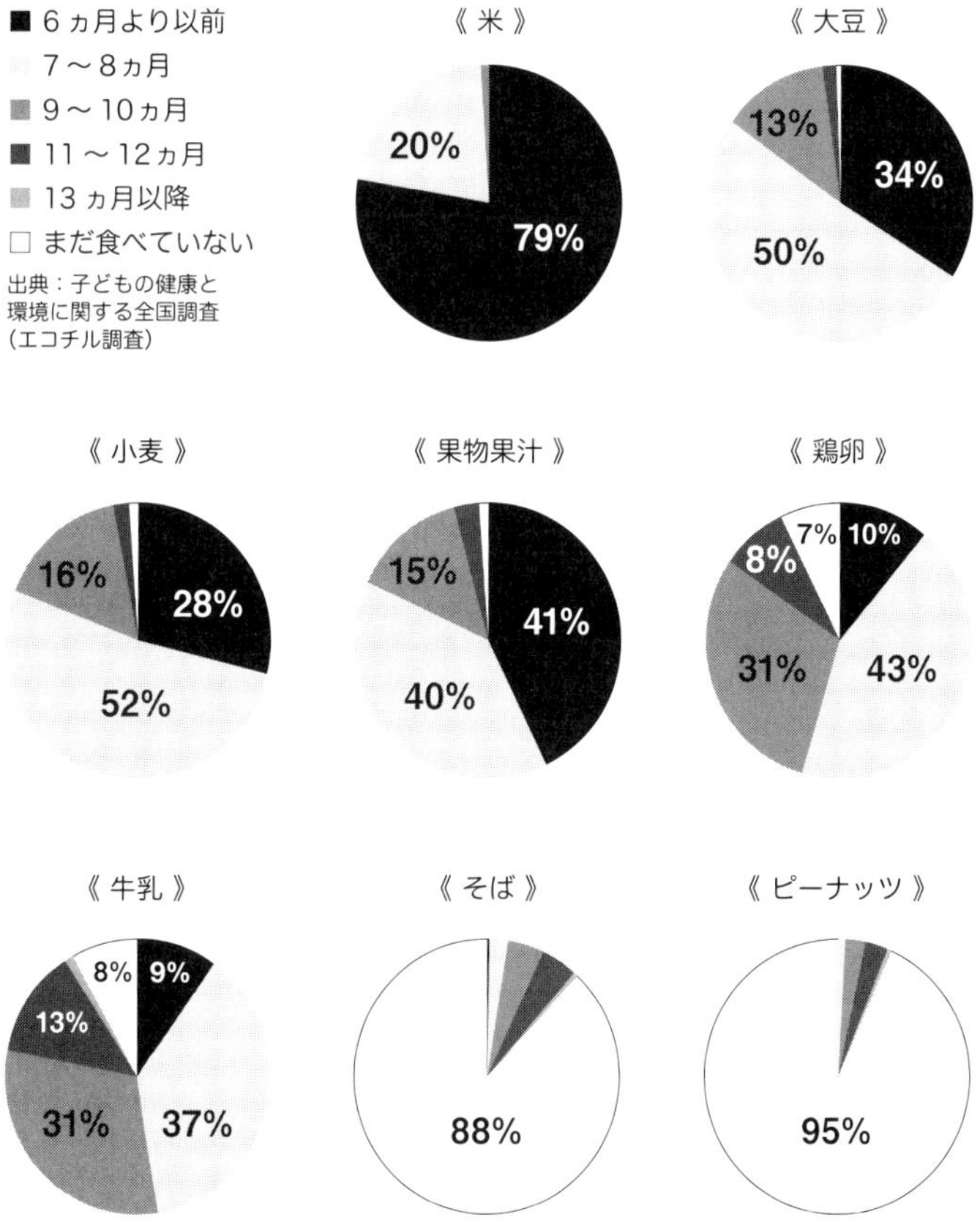

● 一般的にアレルゲンになるとされる食品について、食べ始めが遅い、あるいは、まだ食べさせていないという傾向が見られる。

わたしが心配しているのは、多くの親御さんが本などに書かれている「十倍粥を2週間、毎食50グラムを食べるようになったら次に○○をまず5グラム導入して……」といったマニュアルに沿って離乳食を進めていることです。

中には、「十倍粥の後ににんじんをあげ、1週間経過をみて次にかぼちゃをあげる。また1週間経過をみて」などと詳細に書かれた本もあり、親御さんがそれらを忠実に実践されている姿も見られます。

しかし、その進め方では新たな食材を食べるまでにとても時間がかかってしまい、低月齢期に食べられる食材がひどく限られてしまいます。迷っているうちに数ヵ月が経ち、8ヵ月健診でも「離乳食はまだです」とおっしゃる親御さんもおられます（図3）。また、何らかの理念をもって離乳食の開始を遅らせている方もいます。

マスコミのニュースを見聞きしたり、ママ友からの情報に迷ったりすることが多いとは思いますが、まずは専門家に相談されることをおすすめします。

アレルギーからお子さんを守るためにも、将来的に健康な食生活を送って健康な成人として活動できるようになるためにも、離乳食はアレルギー品目であっても生後5～6ヵ月を目安にスタートしましょう。

{図3}

離乳食の開始時期は？

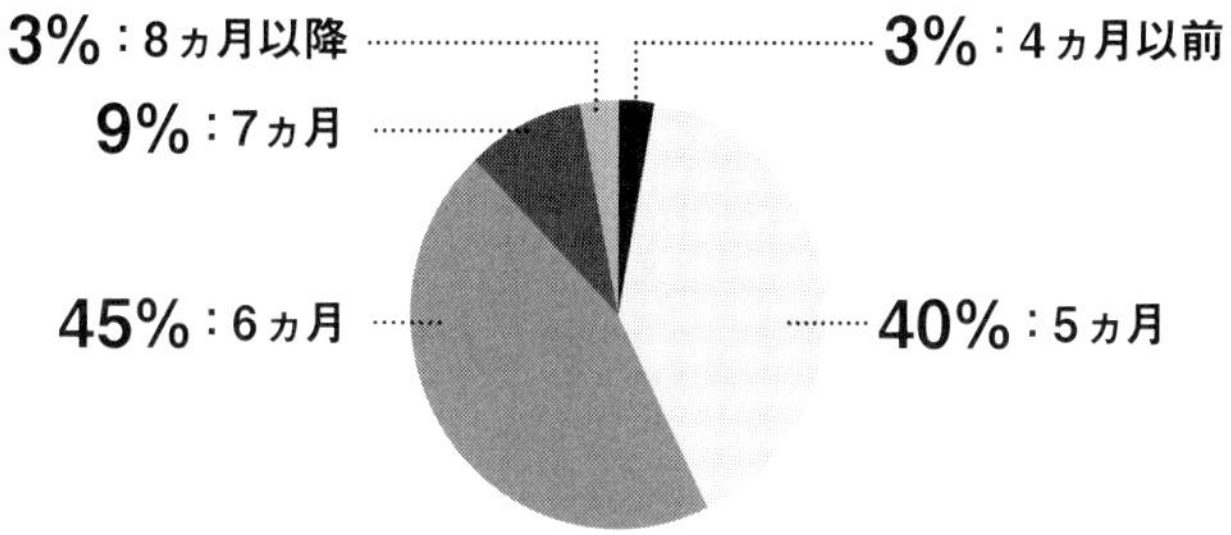

お母さんの年齢別にみると

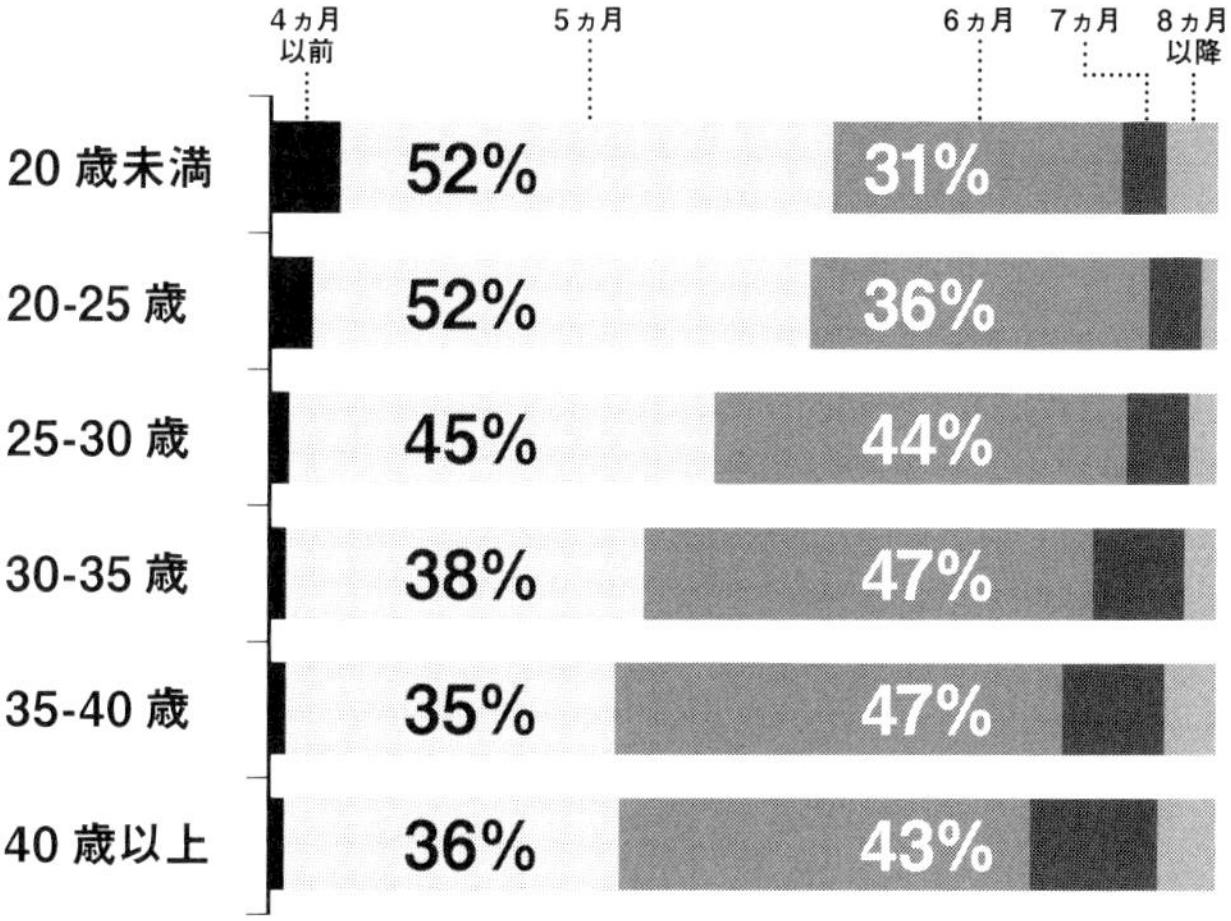

- 離乳食の開始時期は、6ヵ月の割合が最も高く、次いで5ヵ月。
- 6ヵ月と5ヵ月で85%を占める。

出典：子どもの健康と環境に関する全国調査（エコチル調査）

食物アレルギーで知っておくべき2つのポイント

アレルギーを過度に恐れる親御さんがとても増えています。

前述した離乳食の開始を遅らせる親御さんも、なぜそこまで慎重に離乳食を進めるかというと、「アレルギーが怖いから」とおっしゃいます。最近ではアレルギー症状が一切ないにもかかわらず、「うちの子のアレルギーの検査をしてください」と希望される親御さんも増えています。

しかし、泣き叫ぶお子さんを押さえつけてまで採血することをわたしはおすすめしません。お子さんの負担が大きいからです。

アレルギー反応には、さまざまなタイプがあります。中でも親御さんが心配されているのは、即時型の「アナフィラキシー」でしょう。アナフィラキシーが起こると、皮膚症状、呼吸器症状、消化器症状、神経系症状などがあらわれます。

皮膚症状では蕁麻疹《じんましん》や皮膚の赤み、腫れ、かゆくなるなど。呼吸器症状では急に息が苦しくなる、咳がずっと出続けて止まらなくなる。消化器症状ではお腹が痛くなったりお腹を壊したり気持ち悪くなって吐いたりします。神経系の症状では、しびれるような感じがあったり、力が入らなくなる、あるいは急に血圧が下がったりすることもあります。対応次第では命を落とす危険もあります。

そうならないためには、親御さんが、「よく加熱すること」「よく観察すること」の2つを意識されるといいと思います。また、簡単でもOKですので離乳食日記をつけておくといいでしょう。

「よく加熱すること」というのは、初めて口にする食材は必ずよく火を通して、ほんの少しずつ食べさせていくことです。生の食材よりも加熱した食材のほうがアレルギー反応は起きにくいのです。初めての食材は「湯通し」などをした上で、少しずつ試していきましょう。

2つ目の「よく観察すること」というのは、食後のお子さんの状態を観察することです。多くの場合、即時型アレルギーは食後15分から30分（だいたいは2時間以内）、遅発型では6〜8時間、遅延型では1〜2日後にアレルギー反応が出ます。親御さんにはその時間を意識していただきつつ、赤ちゃんの皮膚、呼吸、便、機嫌などの全身状態を観察し、それを記録する離乳食日記をつけていただくのがおすすめです。

また、アナフィラキシーや、アナフィラキシーに至らない即時型のアレルギー反応は、食べ物ばかりでなく、薬や、蜂に刺されたときの蜂毒、天然ゴムのラテックスなども原因となり得ます。そのため激しいアレルギー反応があっても、結局原因がわからなかったというお子さんもいます。

万が一、離乳食期のお子さんが即時型のアレルギー反応を示した場合には、まずはすぐに医療機関を受診してください。その後の治療は、1歳くらいまでは該当する食材を除去することになりますが、専門のドクターの元で諸検査をおこないながら、徐々に食べられるようにしていく手順がとられます。

乳児（0歳児）の頃は、食物への特異的IgE抗体（体の中でアレルギー物質に対して反応を起こすもの）を作りやすい時期です。食べものを消化する力もまだ弱く、食物へのアレルギー反応を起こしやすいのです。

しかしその後、少しずつ食べものへの特異的IgE抗体は作られにくくなっていきます。分泌型IgAという、アレルギーからお子さんを守る物質がより多く分泌されるようになり、消化能力も上がります。

アレルギーは過度に怖れるのではなく、うまくつきあっていくのが大事です。この

2つのポイントをしっかりと押さえ、あまりナーバスになり過ぎず、生後5〜6ヵ月頃に離乳食をスタートさせられるといいですね。

アレルギー予防には腸内フローラケアが必須

経膣分娩で誕生したお子さんと、帝王切開で誕生したお子さんのちがいは、お母さんの産道にある菌に触れる機会があったかどうかです。

多くの菌に触れたかどうかによって何が変わるかというと、それはお子さんの腸内フローラの多様性です。

腸内細菌の種類が少ないと免疫低下につながり、アトピー、喘息といったアレルギー疾患にかかりやすくなります。また、IBS（過敏性腸症候群）、クローン病、潰瘍性大腸炎などの腸疾患にかかりやすいという研究もあります。

ただ、それは帝王切開で生まれたお子さんに限った話ではなく、母乳を飲む機会がなかったり、スイーツなどの単純炭水化物の摂取が多くて食物繊維の摂取量が少なかったり、抗生剤を長期間ひんぱんに服用していたりといった、後天的な要因によっても起こり得ます。

予防医療への関心が高い米国では、帝王切開で生まれたお子さんには、全員に良質なプロバイオティクスをすぐに与えている小児科医もいます。しかし、日本ではそうした予防的措置はあまりとられていないようです。

帝王切開のお子さんに限らず、お子さんのアレルギー予防には良質なプロバイオティクス（乳酸菌飲料など）を積極的に摂らせるといいでしょう。

医師が処方するプロバイオティクスには、市販品よりもたくさんの菌が入っています。市販品の中には効果が不確かな商品もありますので、まずはかかりつけの医師にご相談されるのが最善です。

食物アレルギーも保湿で予防

アトピー性皮膚炎が保湿によって予防できることは広く知られています。しかし、保湿によって食物アレルギーまで予防できることは、あまり知られていないかもしれません。

食物アレルギーの原因の一つは、皮膚から入ってきたアレルゲンに体が反応し、特異的IgE抗体が作られることです。つまり、皮膚から入ってきたアレルゲンでも、食物アレルギーが引き起こされることがあるのです。これはロンドン大学のギデオン・ラック先生が仮説を立て、すでに立証された研究結果です。

例えば、欧米ではピーナッツアレルギーがとても深刻で、「なぜ、ピーナッツばかりがアレルゲンとなるのか？」という研究が、あちこちで進められていました。ラック先生は、ピーナッツアレルギーは、ピーナッツが口から入ってアレルギーを発症するのではなく、そもそもピーナッツアレルギーになる家庭には、どんなにきれいに掃除をしても除けない、親の食べたピーナッツの粉が存在していることを突き止めました。

そして同じ環境下で暮らすお子さんの皮膚が何らかの理由で乾燥すると、低下した皮膚バリアの間からピーナッツの粉が侵入し、それが引き金となって、アレルギー反応を引き起こしていることがわかりました。

このことからもわかるように、食物アレルギー対策では、まず「保湿保護を徹底する」のが一番です。

それに加え、食べ物による予防策としては、ビタミンDと魚に含まれるDHA・EPAを積極的に摂ると良いでしょう。また、亜鉛も皮膚の健康に不可欠です。これらにより、アレルギーになりにくいお子さんに育つことがわかってきています。

ビタミンDに関しては、「母体のビタミンDが低いと、お子さんがアトピーになりやすい」という研究データがすでにあります。また、魚に含まれるEPAやDHAなどのオメガ3系の多価不飽和脂肪酸には、抗炎症作用があります。

妊娠中からママがオメガ3系のオイルをしっかりと摂っていたお子さんは、喘息やアレルギー性鼻炎などのアレルギー疾患が少なく、また、生後6ヵ月から12ヵ月までにお魚を与えられていたお子さんのほうが、そうでない子に比べて、喘息リスクが明らかに低いという研究報告もあります。*22

Chapter

3

第3章

「体」「脳」「心」の調和をとるレシピ58

ここでは、0歳〜学童期のお子さんにおすすめの「レシピ」をご紹介します。前章までにお伝えした、お子さんに必要な栄養がたっぷり摂れるメニューばかりを掲載しています。わたしは、人の健康に役立つこれらのメニューを、「調和食（ハーモニーフード）®」と名付け、広くみなさんにおすすめしています。

01

調和食・ヘルシーの基本5原則

この5つをしっかり頭に入れよう!

毎日の食事は、わたしたちの体・脳・心を作る大切な原材料です。これらのどれか一つでも不調だと、わたしたちは健康を維持しているとは言えません。体だけが健康、心だけが健康というのはありえないのです。したがって、「人を健康にする食事」とは、「体・脳・心の調和をとる食事」と言い換えることができるのです。

しかし、調和食の「調和」が、単に健康になることだけをさしているかというと、けっしてそうではありません。

食材同士の調和、食材と自然の調和、人間と自然の調和、忙しい中での時間との調和、将来的に医療費がかからなくなることによる家計との調和もそこには含まれています。そして「家族との調和」も欠かせない一つです。

これからご紹介する「調和食®」のレシピには、お子さんと一緒に作ることができる楽しいメニューが数多くあります。多少苦手な食材があっても、自分で作った料理であればお子さんは喜んで食べるものです。親御さんには、どうぞお子さんと一緒に料理を作っていただきたいと思います。

「離乳食をどう進めていいかわからない」「食材の好き嫌いが多い」など、お子さんの「食」に関する親御さんの悩みは尽きません。時には神経質になり過ぎて、「楽しく食べる」という「家族との調和」を忘れてしまう方もいらっしゃいます。

調和食では、「この食材をいつ、どのように食べるか」というメソッドをお伝えするのではなく、基本となる原則をみなさんにお伝えしています。情報ばかりに気をとられることなく、おおらかに食べることを楽しんでもらいたいと思っています。

このレシピを通じて、親子で料理に親しむ機会が増え、お子さんにとっても親御さんにとっても、「食事の時間」がもっと楽しめるようになればこの上ない幸せです。

それでは料理を始める前に、調和食の基本的な考えをご紹介します。調和食は以下の5つの〝ヘルシー〟を満たす食事です。

【調和食・ヘルシーの基本5原則】

1　抗酸化であること。

2　抗糖化であること。

3 良質なタンパクが十分量であること。
4 微量栄養素が豊富であること。
5 減塩、薄味であること。

❶「抗酸化であること」

調和食では、体を酸化させない「抗酸化力」のある食材をたっぷり取り入れています。

酸化とは、いわゆる「体のサビ」のこと。体が酸化すると、DNAを傷つけるフリーラジカルが必要以上に作られ、老化を早めてさまざまな病気を招くことがわかっています。酸化ストレスが原因で、うつ病や統合失調症、パニック障害などの精神疾患につながるとする研究もあります。

高い抗酸化力のある食材には、ブロッコリーやしそなどの新鮮な野菜類、亜麻仁油、オリーブオイル、魚などに含まれる脂質類、新鮮な果物、赤い色をしたエビやサケなどの魚介類、わさびなどのスパイスがあります。

❷「抗糖化であること」

糖分を多く含む食品、スイーツや白米、精製小麦粉などを多く摂取していると、体と脳の「糖化」が進みます。

糖化とは、体内にある過剰な糖とタンパクが結びつき、AGE（終末糖化産物）と言われる老化物質を生む作用をさします。AGEが体内に溜まると、骨密度が低下し、血管が弱くなり脳細胞が死滅してしまいます。さらに糖化が進むと、酸化と同じくDNAを傷つけるフリーラジカルが多く作られます。

調和食では、抗糖化食材を意識的に摂るようにしています。抗糖化力の高い食材には、しょうがなどのスパイス、ハーブや海藻類などがあります。

❸「良質なタンパクが十分量であること」

お子さんが丈夫で賢く育つためには、良質なタンパクが欠かせません。

調和食でおすすめする良質なタンパク源は、魚・卵・肉・大豆製品です。魚・卵・肉はアミノ酸スコア100、つまりすべての必須アミノ酸の含有量が基準値を満たしています。ただし、肉類の脂肪は飽和脂肪酸で、動脈硬化を起こしやすい脂肪酸なので、頻度と量は調整したいものです。たとえば鶏肉では、ささみ、むね肉、もも肉の順に含まれる脂肪の量が上昇します。魚にも脂っこいものがありますが、魚の脂はEPA、DHAと呼ばれる体によいオイルです。

❹「微量栄養素が豊富であること」

微量栄養素とは、微量ながらも人の発達や代謝機能を適切に維持するのに欠かせない、ビタミン、ミネラルのことです。植物に含まれるファイトケミカルも微量栄養素です。

その名の通り「微量」ではあるものの、ほんの少しでも不足するだけで、わたしたちの細胞はうまく機能しなくなります。微量栄養素は風邪予防などにも役立つので、積極的に摂れるメニューをご提案しています。

❺「減塩、薄味であること」

日本人の平均塩分摂取量は一日10グラムです。しかしWHO（世界保健機関）が目指しているのは半分の一日5グラム。これは小さじ1杯分程度の分量です。

調和食では、醤油や味噌などを減塩にして、出汁やスパイスをきかせることで、塩分をおさえる工夫をしています。

調和食作りで押さえておきたい5つのポイント

調和食における食材の選び方、調理法の特徴、食べ方についてまとめました。買い物に行った先で、あるいは野菜の皮をむこうとしたそのとき、思い出していただければより調和のとれた食事になります。

《食材選び》

❶「カーボンフットプリント（フードマイレージ）の小さい食材を選ぶ」

産地から消費までの物理的な距離が短い食材を選ぶことで、環境に配慮できるだけでなく、より新鮮な食材が手に入ります。

❷「可能な範囲で有機、低農薬食材を選ぶ」

有機栽培野菜は、通常の野菜よりも抗酸化物質含量が高いことが報告されています。また、お子さんの未来につながる持続可能な環境を維持する上でも、有機、低農薬食材は有効です。ただし、第2章で述べましたように、野菜を多く摂ることのほうが大切ですので、家計に無理のない範囲で選びましょう。

《調理法》

❸「ホールフードを心がける」

植物性食材の皮や葉っぱ、穀物の外皮などは可能な範囲で丸ごといただきましょう。これにより食材の栄養を丸ごと摂取することができ、無駄な生ゴミを減らすこともできます（モロヘイヤの花実など、一部の野菜は食べてはいけない部分があるので、一般的にスーパーマーケットや八百屋さんで売っている部位のホールフードでお願いします）。

ただし、動物性食材の皮や脂質は適宜取り除くのがおすすめです。動脈硬化の原因となる脂肪酸が含まれています。

《食べ方》

❹「ヘルシーな〝おやつ〟を食べる」

調和食の〝おやつ〟はどれもヘルシーです。スナック菓子や糖分たっぷりのスイーツとはちがい、食事で摂取できない栄養を補うことができます。

少食のお子さんは、朝、昼、晩の3度の食事だけでは必要な栄養を賄《まかな》えません。一日5食の感覚で、午前・午後に1度ずつ、おやつの時間を設けてあげましょう。一日に必要な栄養を上手に補うことができます。

❺「おおらかに食べる」

アレルギーが怖いという理由で、時間をかけて慎重に離乳食を進めている親御さんの姿が目立ちます。わたしは、あまり神経質になり過ぎず、よく加熱した食材を少量ずつ試し、お子さんの反応を親御さんの目で観察されることをおすすめしています。異常を感じたらすぐに医療機関を受診してください。

02

乳児期のおすすめレシピ4

乳児期4つの注意点

ゴックン期（5～6ヵ月頃から）

唇を閉じて、ゴックンと飲み込む練習をする時期です（離乳食の回数：一日に1回から）。この時期からいろいろな食材をほんの少量ずつ食べ始めましょう。穀物だけでなく、野菜をペースト状にして食べるのもおすすめです。卵は固茹でにし、耳かき1杯分からあげて様子をみましょう。アレルギー反応が出たらかかりつけの医師に相談してください。

どうして雑穀入りのお粥がおすすめ？

一般的には「白米100％（十倍粥）」から離乳食を始めるのが常識です。しかし、調和食では「雑穀入りの白米（十倍粥）」をおすすめしています。

その理由は、水稲には少量ですがヒ素やカドミウムが含まれており、神経発達への影響を懸念する研究が近年増えているからです。また、雑穀はホールフードで、腸内環境を整えるプレバイオティクス効果が高いこともわかっています。

この時期におすすめする雑穀は、もち麦、ひえ、きび、キヌア、オートミールなど。それぞれにメリットがあります。

第2章でも述べたように、もち麦は、ビールや焼酎、麦茶にも使われる大麦の一種です。お米のように「うるち」と「もち」に分類され、よりもちもちしているのが「もち麦」です。よくある「押麦」とは加工法が異なり、もち麦は炊いたときの水分吸収が白米と同じになるよう精麦段階で外皮を一部残しています。腸内フローラを整えてくれます。

ひえは、1〜1・5ミリ程度の白っぽい雑穀です。粘りがなくモソモソとした舌触りのひえは、日本でもっとも古い雑穀と言われています。

きびには、稲きび、もちきび、たかきび等があります。

キヌアは、南米ペルー・ボリビアの標高3000〜4000メートルの高地で栽培されている穀物です。

オートミールは、グラノーラにも使われる乾燥したオーツ麦を、押しつぶしたり細かくしたりしたもの、または、それらを粥状にしたものです。欧米では離乳食として広く活用されています。

オートミールで離乳食を作る場合は、オートミール（25g）に水をそそいでレンジで加熱します。その後、裏漉ししてペースト状にすれば完成です。

これらは主食として各民族で食べられてきた食材です。穀類であり、タンパクも少し入っていることから、昔から離乳食でも用いられている食材です。

モグモグ期（7〜8ヵ月から）

モグモグと口を動かし、食べ物をつぶして飲み込む練習をする時期です（離乳食の回数：一日2回から）。豆腐くらいの舌でつぶせる硬さが目安です。

かみかみ期（9〜11ヵ月から）

奥の歯茎を使って食べ物をかむ練習をする時期（離乳食の回数：一日3回程度）。前歯が生えてくるお子さんもいます。バナナくらいの歯茎でつぶせる硬さが目安です。

パクパク期（12〜18ヵ月から）

大人と同じメニューが摂れるようになってきます（離乳食の回数：一日3回＋おやつ）。軟らかく炊いた雑穀米は、大人からの取り分けも可能ですが、味や塩分の量は調節しましょう。おやつには、甘くなく、ＧＩ値がそれほど高くなく、ある程度食物繊維も含むものが適しています。

RECIPE 01 ゴックン期におすすめ

乳児期

雑穀のおかゆ（十倍粥）

0歳－1歳半

離乳食用のおかゆは、炊飯器で大人のご飯と一緒に炊くと楽ちんです。月齢に応じて水分量を調節すれば、お子さんの成長段階にあわせた食感のおかゆができます。

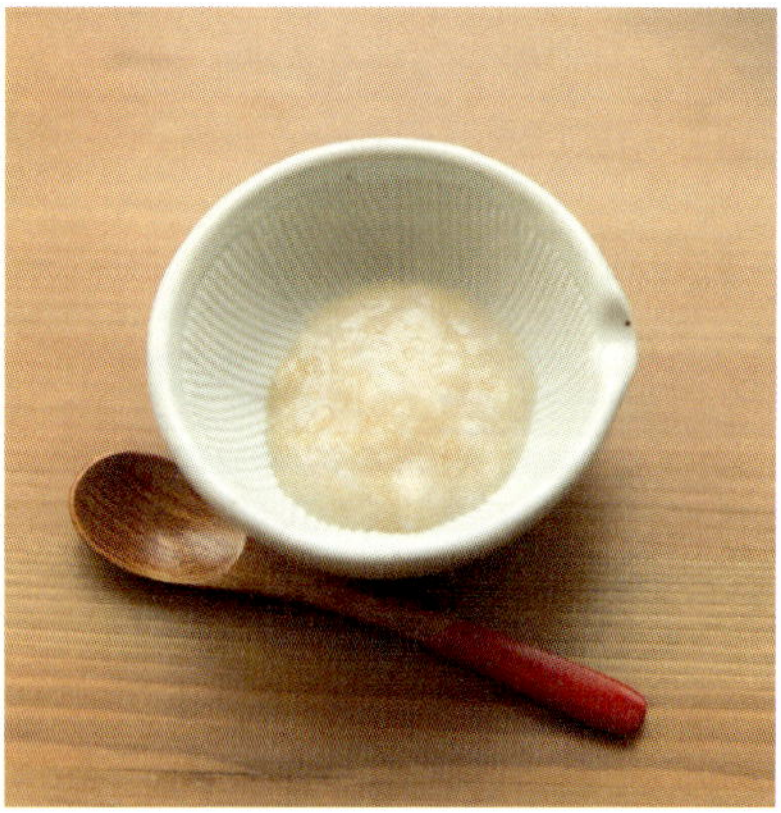

《材料》 1食分

もち麦……10g
キヌア……5g
白米……10g
水……250cc

《つくりかた》

1. 研いだ白米、もち麦、キヌア、水を茶碗か耐熱容器に入れ、炊飯器の真ん中に置いて、大人のご飯と一緒に炊き上げる。
2. 1でできたお子さん用のおかゆを鍋に移し、水を足してさらに軟らかくなるまでコトコト煮る。
3. 乳児用のすり鉢でよくする。

RECIPE 02 モグモグ期におすすめ

乳児期

アボカドとシラスのペースト 0歳－1歳半

「世界一栄養価の高い食べ物」として知られるアボカドは、海外では離乳食としてもよく使われています。加熱することでアレルギー反応が出にくくなるので、生後5～7ヵ月頃に初めてアボカドを食べるときには、加熱して食べさせましょう。

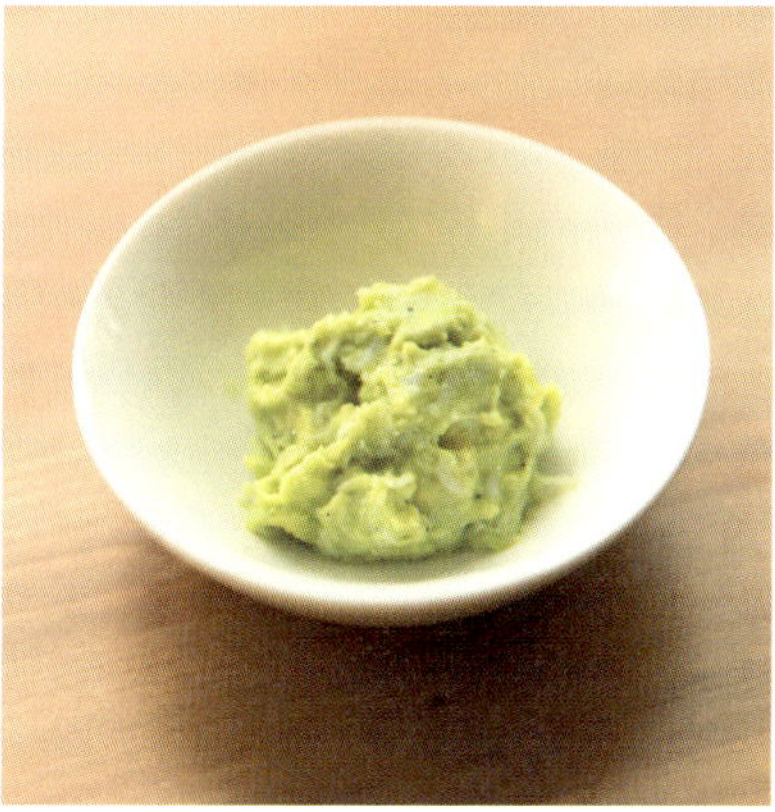

《 材料 》 1食分

アボカド……1/4個
釜揚げシラス
……15g

《 つくりかた 》

1. アボカドは縦半分にカットする。包丁の刃元を種に突き刺し、種を取り除いてから皮をむく。
2. アボカド（約20秒）、釜揚げシラス（約10秒）の順に湯通しする（アボカドは500Wの電子レンジで1分加熱するのでもOK）
3. アボカドの実を1センチ角にカットし、シラスと共に乳児用すり鉢に入れてよくすりつぶす。

RECIPE 03 かみかみ期におすすめ

乳児期

ブロッコリースプラウトとツナの和え物

0歳－1歳半

ブロッコリースプラウトにはブロッコリー以上に豊富な微量栄養素が含まれています。特にスルフォラファンは免疫を強化し、脳の発達にも作用することが研究発表されています。ツナ缶は毎日食べるのはおすすめできないのですが、雑穀ご飯などをベースに、たまに食べる時短メニューとしてご活用ください。

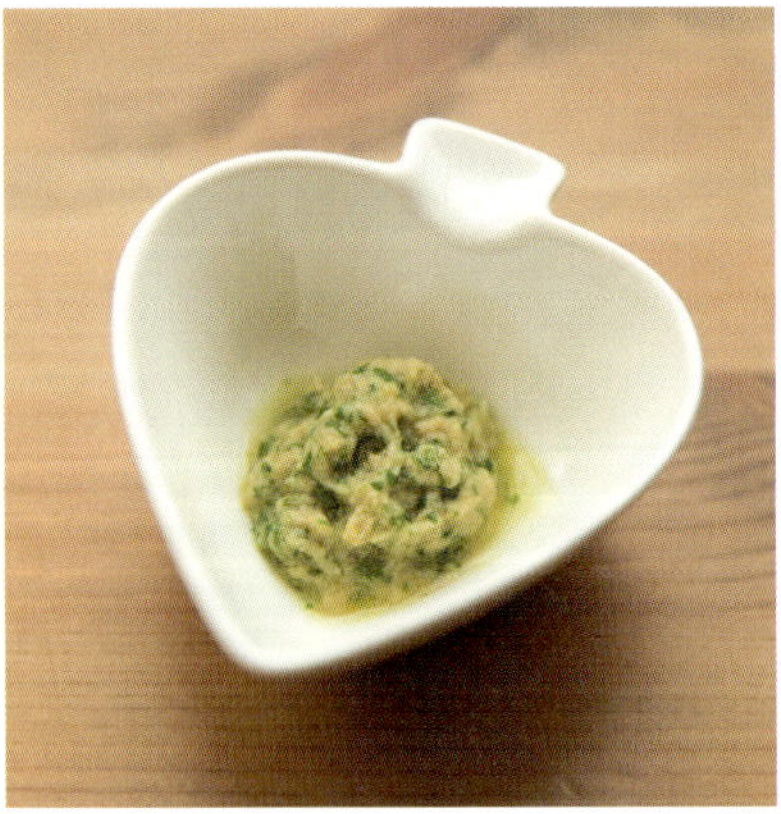

《 材料 》 1食分

ブロッコリースプラウト……10g
（通常パックの1/4程度）

ツナ……10g
（食塩無添加・ノンオイル・フレーク状のツナ缶）

亜麻仁油
……小さじ 1/2

《 つくりかた 》

1. ブロッコリースプラウトを、キッチンバサミなどで3ミリ程度の長さにカットする。
2. ツナが大きければフォークなどで細かく刻み、ボウルにすべての材料を入れてよく和える。

RECIPE 04 パクパク期におすすめ

乳児期

雑穀おにぎり

1歳－1歳半

食べやすい一口サイズのおにぎりを、おやつにいかがでしょう。雑穀なので食べ応えがあります。雑穀は炊飯器の玄米モードを使って炊いてもOKです。

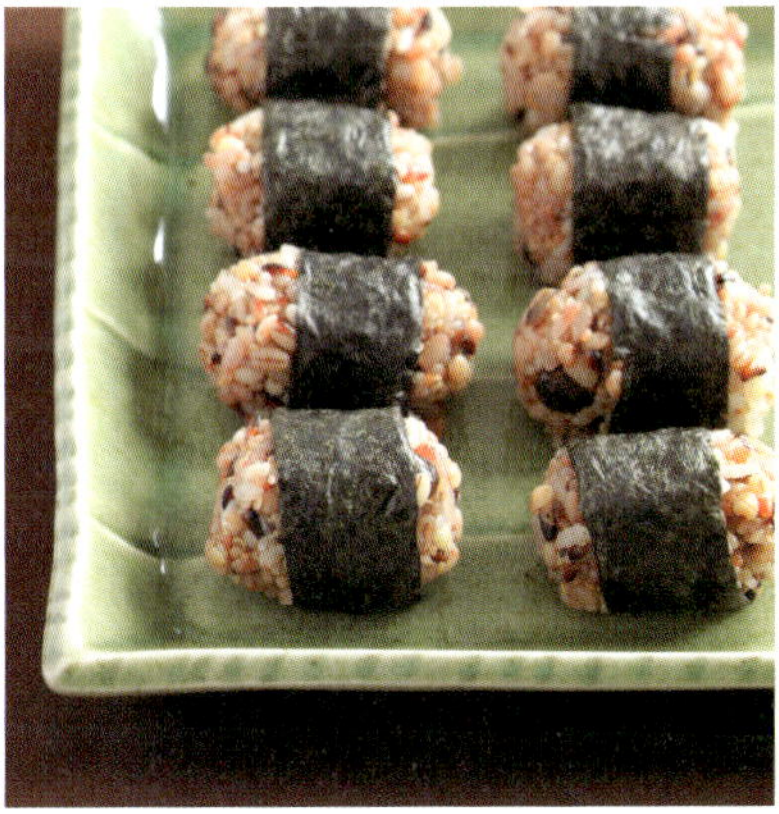

《材料》 2食分
お好みの雑穀
（キヌア・ひえ・きびなど）
……20g
水……60cc＋
差し水150cc程度
焼きのり……適宜

《つくりかた》
1. 雑穀を小鍋に入れて水（60cc）をそそぎ、中火で茹でる。このときふきこぼれやすいので気をつける。
2. 沸騰したら弱火にし、鍋底が焦げつかないようにかき混ぜ、何度か水を足す。雑穀の芯がなくなったら火を止め、蓋をして少し蒸らす。
3. ラップの上に2の雑穀をのせ、一口大のおにぎりを作る。
4. お好みで焼きのりを巻く。

03

幼児期（1歳半から）のおすすめレシピ19

RECIPE 05 定番主食・おかず

幼児期

炊き込みご飯

1歳半ー

苦手な食材でも、炊き込みご飯にすると食べられることがあります。食べる直前に三つ葉をのせ、香りの体験を増やすのも幼いうちから実践したいですね。

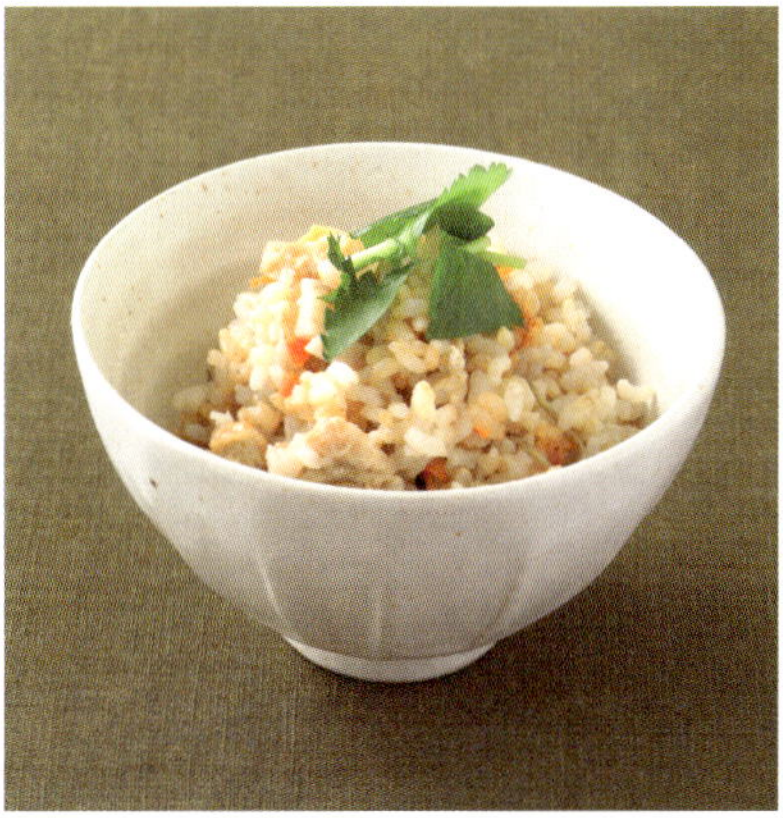

《 材料 》 2人分

白米、雑穀（もち麦・キヌア・ひえ・きびなど）……2合分
水……炊飯器の分量マーク
鶏もも肉……100g
　日本酒……小さじ1
　減塩醤油……小さじ1
にんじん……1/2本
薄揚げ（湯通ししたもの）……1/2枚
ごぼう……1/3本
日本酒……小さじ1
減塩醤油……小さじ2
三つ葉……1本

《 つくりかた 》

1. 白米を研ぎ、雑穀とともに分量の水に浸しておく。
2. 皮と脂身を除き2センチ角に切った鶏もも肉に、日本酒と醤油をもみ込む。
3. にんじん、ごぼうは小さめの拍子木切りに、薄揚げは細切りにする。
4. 1の米と雑穀を炊飯器に入れ、2の鶏肉と3の具、日本酒、醤油を加えてよく混ぜ、炊く。
5. 茶碗に盛りつけ、切った三つ葉をのせる。

RECIPE 06 定番主食・おかず

幼児期

ミックス豆煮

1歳半ー

「ミックス豆」や「和豆ミックス」などの名称の水煮を利用した時短メニューです。

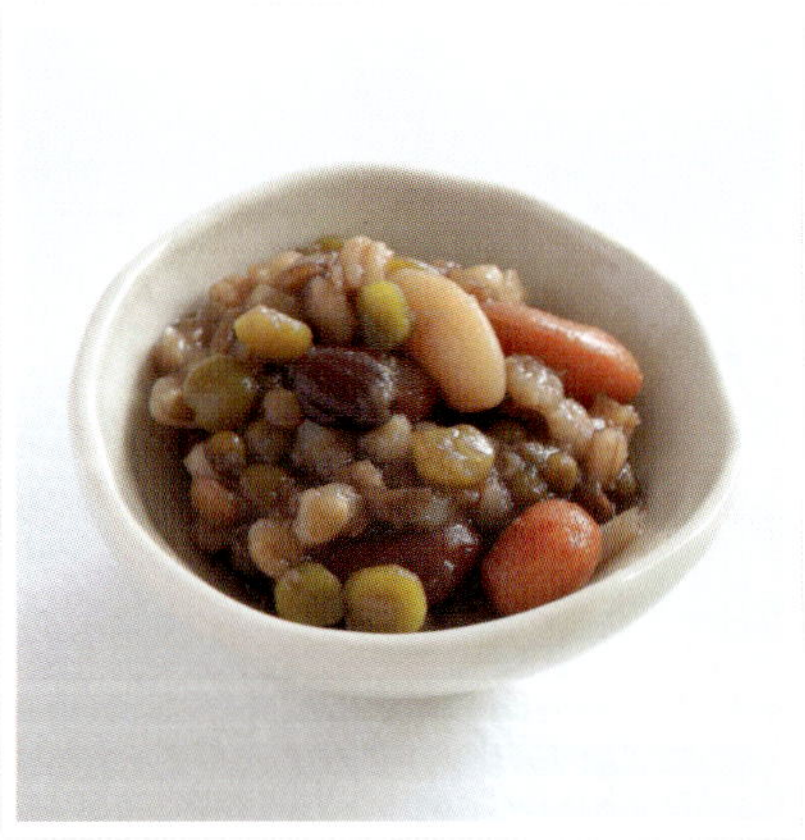

《材料》 2人分
ミックス豆（水煮）……100g
出汁（昆布出汁がおすすめ）
……45cc
減塩醤油……大さじ1/2
キビ砂糖 or 甜菜糖
……小さじ2

《つくりかた》
1. 鍋に、水切りした豆、出汁、醤油、砂糖を入れて煮る。

RECIPE 07 定番主食・おかず 幼児期

白和え

1歳半ー

大豆タンパクとお野菜が一緒にとれるメニューです。絹ごし豆腐の優しい味を楽しませてください。

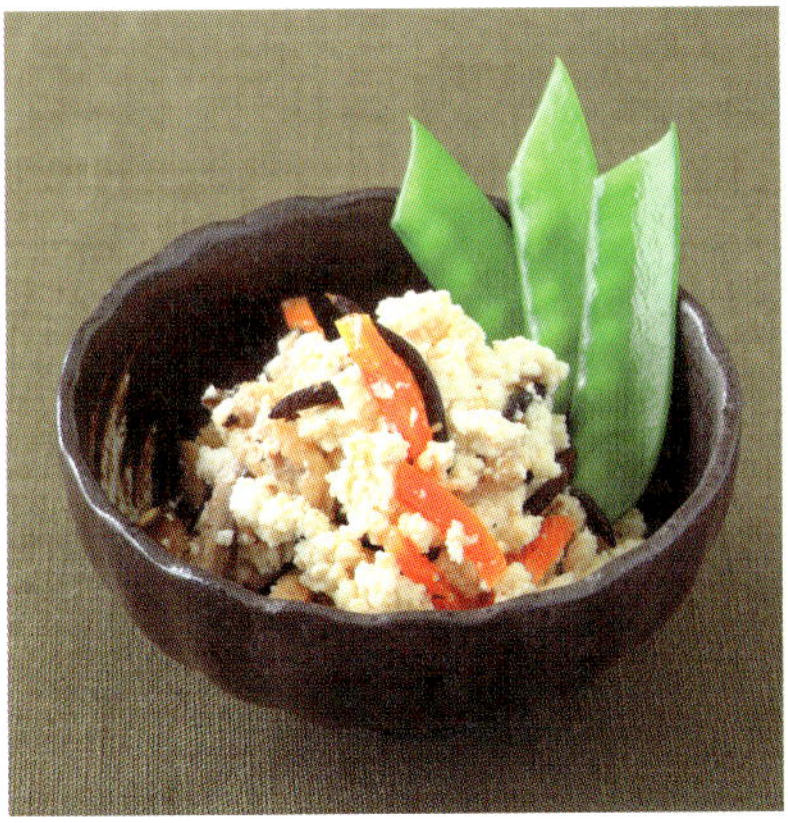

《材料》 2人分
絹ごし豆腐……1/2丁
にんじん……1/4本
生しいたけ（大きさにより調整）……2〜3枚
絹さや……4枚
出汁……100cc
日本酒……小さじ1
減塩醤油……小さじ2
みりん……小さじ2
白味噌……小さじ2/3
すり胡麻……小さじ1

《つくりかた》
1. キッチンペーパーにくるんだ豆腐を、電子レンジで1分間加熱し水切りする。
2. にんじんを千切りに、しいたけは薄くスライスする。両方を鍋に入れ、分量の出汁、日本酒、醤油、みりんを入れて煮る。
3. すり鉢に1の豆腐、白味噌を入れてすり、すり胡麻、2の野菜を入れて和える。
4. 絹さやはすじを取り、熱湯で20秒程色が鮮やかになるまで茹で、冷水にとる。白和えを器に盛りつけ、絹さやを添える。

RECIPE 08 定番主食・おかず

幼児期

高野豆腐

1歳半 –

高野豆腐は、大豆類の中でもタンパクが多く含まれる食材です。昔ながらの煮物で、お子さんでもおいしく食べられます。

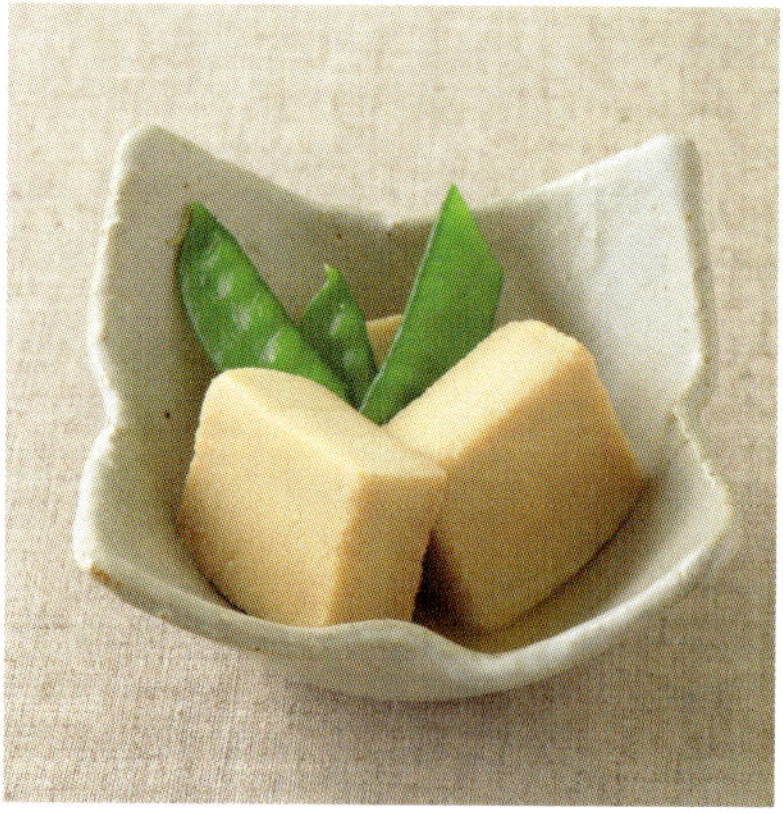

《 材料 》 2人分
高野豆腐……2個
出汁……200cc
減塩醤油
……小さじ 2/3
みりん……小さじ2
絹さや……6枚
付け合わせの野菜
……適宜

《 つくりかた 》

1. 高野豆腐はあらかじめ出汁に浸してやわらかくもどし、ひと口大に切る。
2. 1の高野豆腐を鍋に入れ、残りの出汁、醤油、みりんを入れて中～弱火で煮る。
3. 絹さやはすじを取り、熱湯で20秒程色が鮮やかになるまで茹で、冷水にとる。高野豆腐を器に盛りつけ、絹さやや付け合わせの野菜を添える。

RECIPE 09 定番主食・おかず

幼児期

切り干し大根の煮物

1歳半ー

切り干し大根にはカリウムやカルシウムが含まれ、食物繊維も豊富です。煮てもよし、酢の物にしてもよし。幅広くアレンジできます。

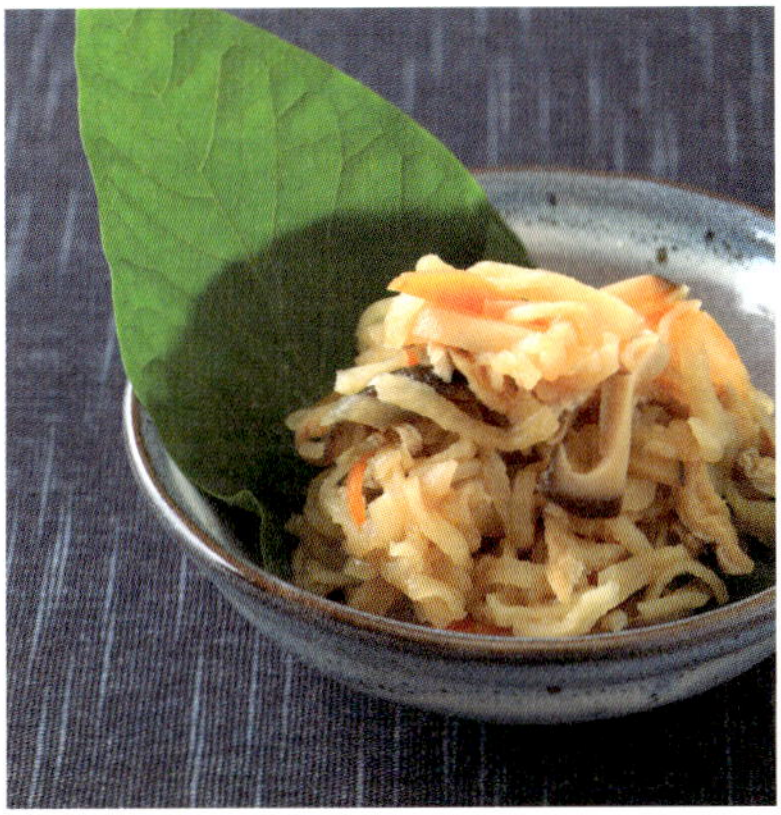

《材料》 2人分

切り干し大根（乾燥）……30g
薄揚げ（湯通ししたもの）……1/2枚
にんじん……1/2本
生しいたけ（大きさにより調整）……4枚
出汁……220cc
減塩醤油……大さじ2
みりん……大さじ2

《つくりかた》

1. 切り干し大根を水でもどし、5センチ程度に短く切っておく。
2. 薄揚げは細切りに、にんじんは千切りに、しいたけは薄くスライスする。
3. 鍋に出汁、醤油、みりんを入れて加熱し、1の切り干し大根、2の野菜などを入れてやわらかくなるまで煮る。

RECIPE 10 5分以内の超時短メニュー！

幼児期

湯葉

1歳半 –

大豆からできる湯葉は優れたタンパク源です。抗糖化作用もあり、おすすめです。

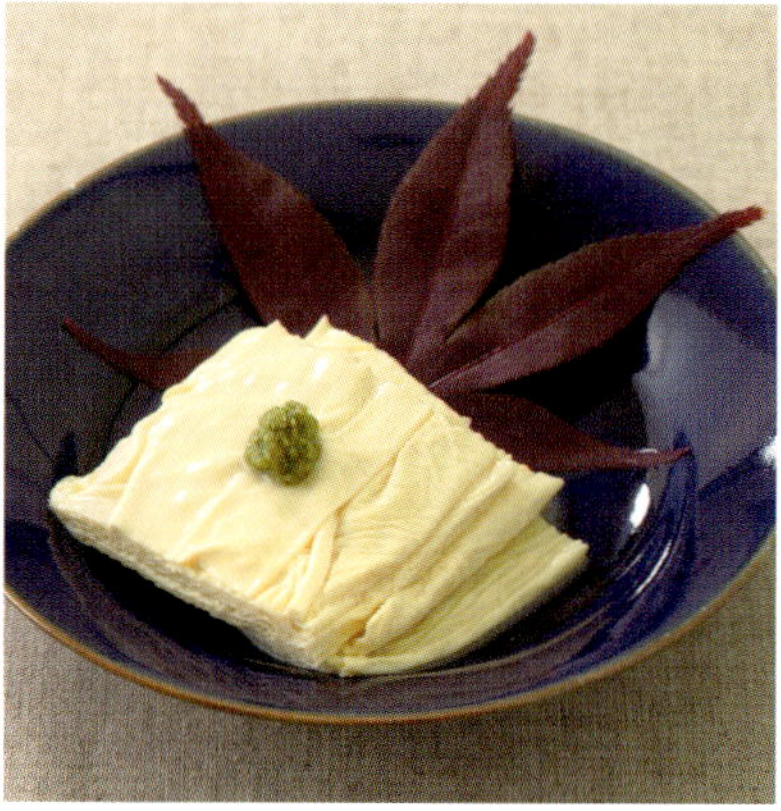

《材料》 2人分

湯葉……1枚
わさび（あれば生わさび）
……ごく少量
減塩醤油 or
出汁醤油……適量

《つくりかた》

1. わさびは、生であればすりおろす。
2. 湯葉を食べやすい大きさにカットする。
3. 2の湯葉を器に盛りつけ、その上にわさびをのせて醤油や出汁醤油をつける。

RECIPE 11 5分以内の超時短メニュー！

幼児期

野菜スティック

1歳半ー

冷蔵庫の野菜をカットするだけでできる、簡単な野菜おやつです。スティック状なので食べやすく、野菜の栄養もたっぷり摂れます。

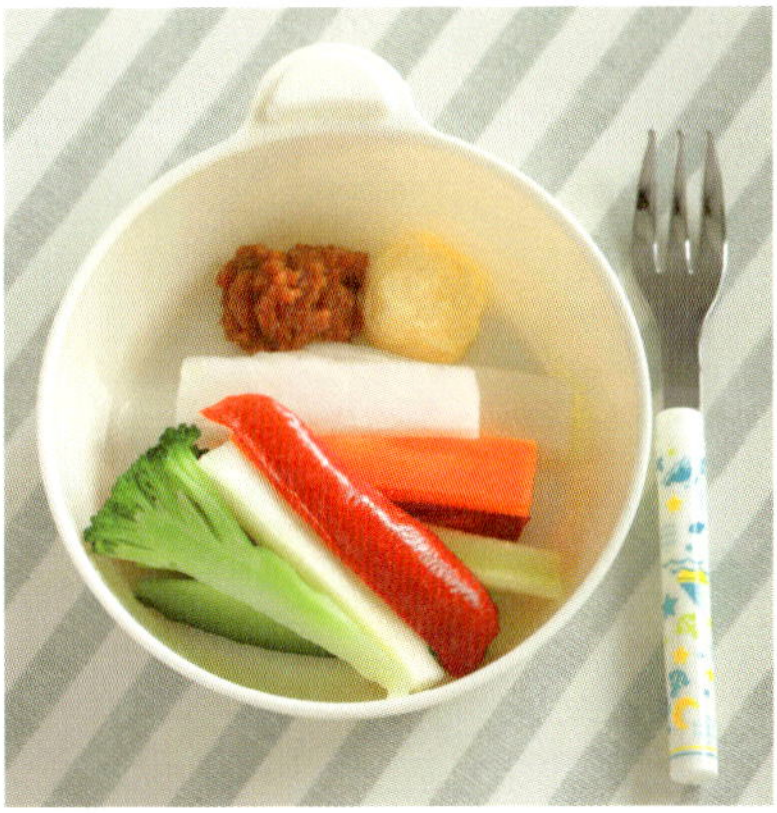

《材料》 2人分

きゅうり……1本
にんじん……1/2本
大根……1/4本
セロリ……1本
パプリカ……2個
ブロッコリー……1/2個
塩（天然塩）……小さじ1/2
味噌……小さじ1
マヨネーズ……小さじ2

《つくりかた》

1. 野菜をスティック状に切る。
2. ブロッコリーは30秒程茹でる。
3. 天然塩、味噌、マヨネーズを添える。

RECIPE 12　5分以内の超時短メニュー！　幼児期

シジミのスープ

1歳半－

シジミはカルシウムや鉄分が豊富で、アミノ酸の一種であるオルニチンやタウリンも含まれています。味噌などの塩味を加えなくてもシジミだけでおいしく食べられ、真空パックならお湯を注ぐだけででき、とても手軽です。

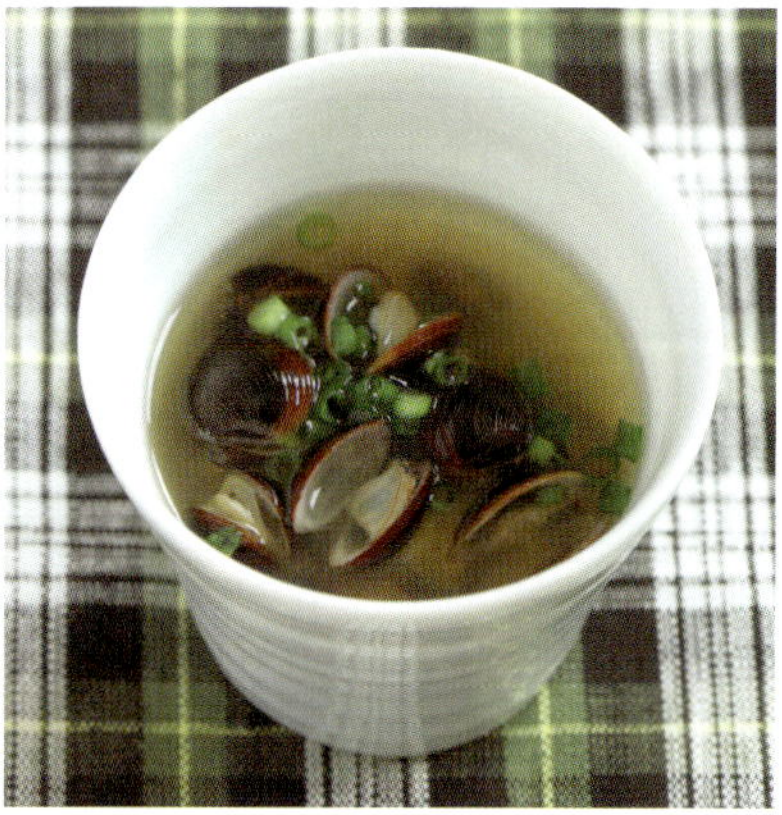

《材料》　2杯分

シジミ（真空パック）
……1パック
水……400cc
小ねぎ……1/2本

《つくりかた》

1. 分量の水を入れた鍋にシジミを入れ、ひと煮立ちさせる。生のシジミは殻を洗い、塩水に浸けて一晩砂抜きしたものを使う。
2. お椀にそそぎ、細かく切った小ねぎをちらして出来上がり。お椀に入れたシジミに直接お湯を注いでもOK。

RECIPE 13 5分以内の超時短メニュー！

幼児期

とろろ昆布のお味噌汁

1歳半ー

とろろ昆布などの海藻類に含まれる水溶性食物繊維は、腸内にいる善玉菌を活性化し、腸内環境を整えます。

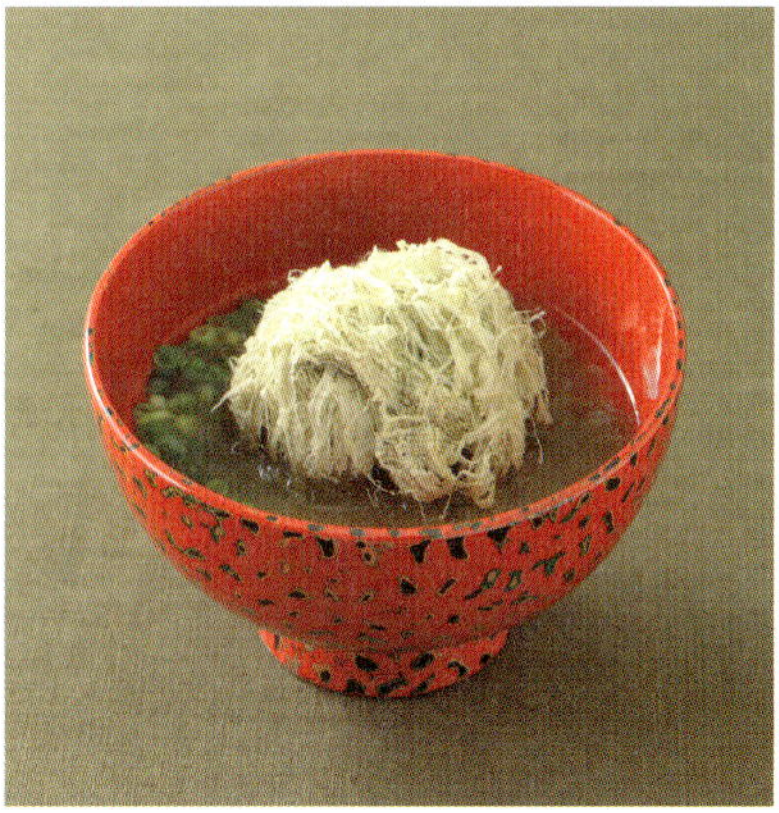

《材料》 2人分
とろろ昆布……6g
小ねぎ……1/2本
味噌……大さじ1
出汁……400cc

《つくりかた》
1. 味噌汁に小ねぎをちらし、とろろ昆布をのせる。

RECIPE 14　大人にもぴったり！

幼児期

アボカドディップ

1歳半－

お魚やお肉、お野菜など、ディップにすると何でも食べられます。

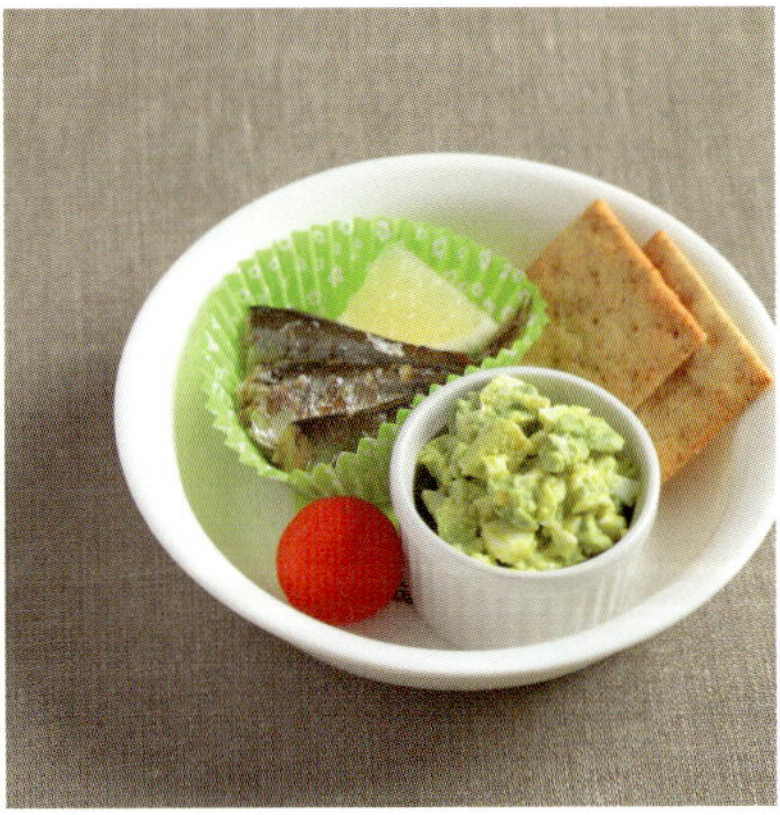

《 材料 》　２人分

アボカド……１個
卵……１個
レモン汁……小さじ１
塩……少々
こしょう……少々
マヨネーズ
……大さじ１
オイルサーディンなど
……適宜

《 つくりかた 》

1. アボカドは縦半分にカットし、包丁の刃元部分を種に突き刺して取り除く。アボカドの皮をカップにする場合はスプーンなどで実をくり抜く。器に盛りつける場合はそのまま皮をむく。
2. アボカドの実を１センチ角のさいの目切りにする。
3. 卵を固茹でにし、冷水で粗熱をとったら殻をむいてみじん切りにする。
4. ボウルにアボカド、卵、レモン汁、塩、こしょう、マヨネーズを入れて混ぜる。器かアボカドの皮をカップにして盛りつける。

RECIPE 15 大人にもぴったり！

幼児期

麦とろ

1歳半〜

雑穀には、腸内環境を整える良質の食物繊維が含まれています。もち麦は特にその効果が高いことがわかっています。大人も子どもも日常的に摂りたい一品です。

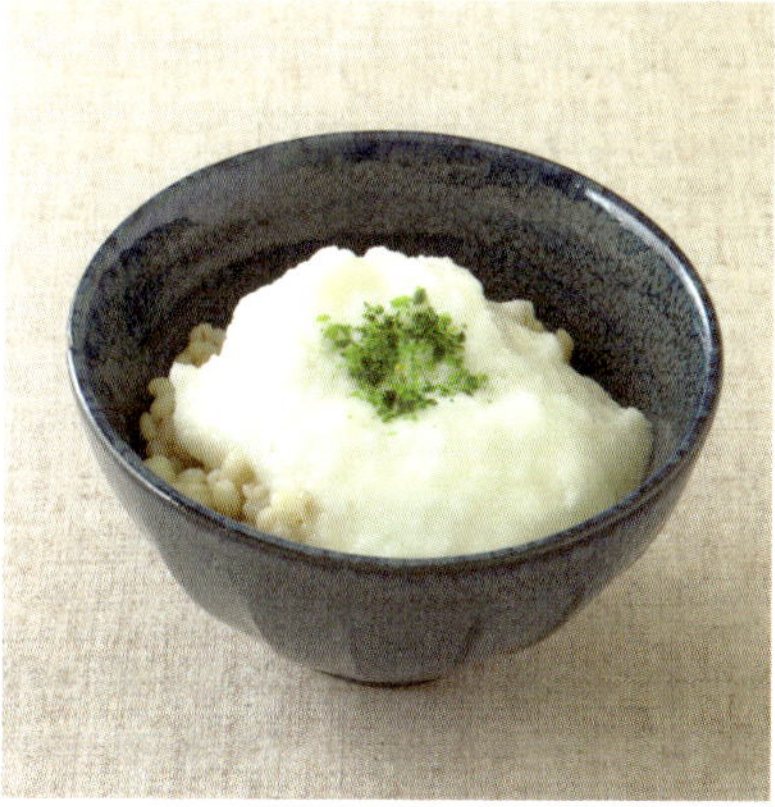

《材料》 2人分

大麦ご飯
（もち麦50g＋米2合を水400CCで炊いたもの）
……茶碗2杯分

山芋
（やまと芋、長芋、自然薯など入手可能なもの）
……200g

青のり……適宜

出汁……大さじ2

減塩醤油
……小さじ2

《つくりかた》

1. 炊飯器でもち麦と米を炊く。
2. すりおろした山芋をすり鉢に入れ、出汁と醤油を加えてさらにすりこぎなどでする。すり鉢がなければ混ぜるだけでもOK。
3. 1に2を盛り、青のりをふりかける。

RECIPE 16 エネルギーチャージおやつ

幼児期

豆おやつ

1歳半ー

枝豆などの大豆類は、豆の中でも最もタンパクが多く含まれています。豆類には食物繊維や微量栄養素も豊富に含まれているので、欧米でもヘルシーなスナックとして注目されています。

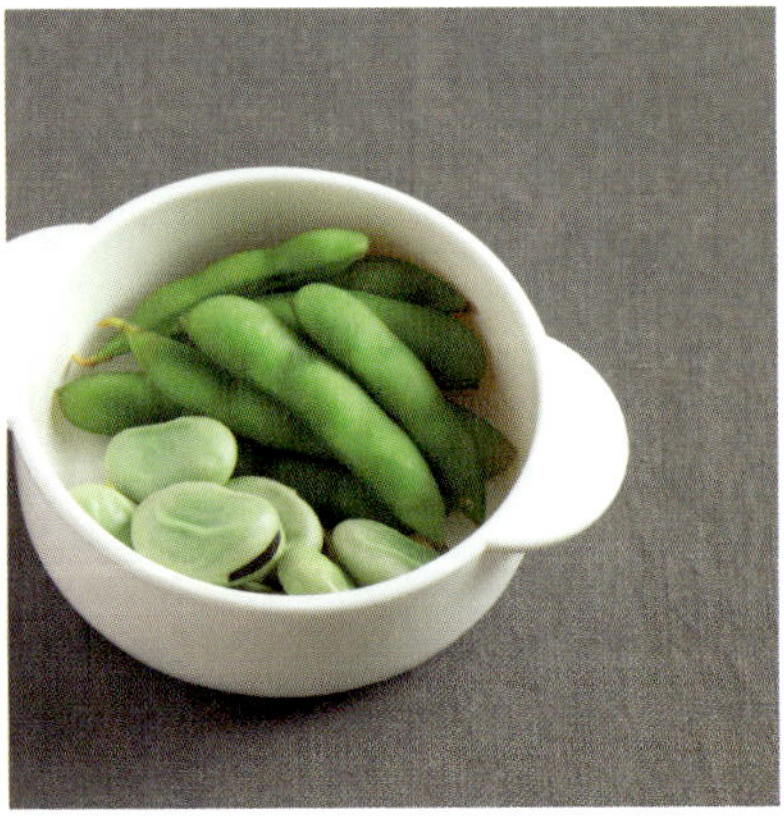

《材料》 2人分
枝豆……適量
そら豆……適量
塩……ひとつまみ

《つくりかた》
1. 枝豆に塩をまぶしておく。鍋に湯を沸かし、沸騰したら枝豆を入れて8分程茹でる。
2. 別の鍋に湯を沸かす。そら豆はさやから取り出す。沸騰した湯に塩をひとつまみ入れ、3分程そら豆を茹でる。

RECIPE 17 エネルギーチャージおやつ

幼児期

ゆで卵

1歳半ー

卵は良質なタンパク源です。お子さんだけでなく大人にもおすすめなので、忙しい日の朝ごはんに、またスナック菓子代わりのおやつとしてどうぞ。

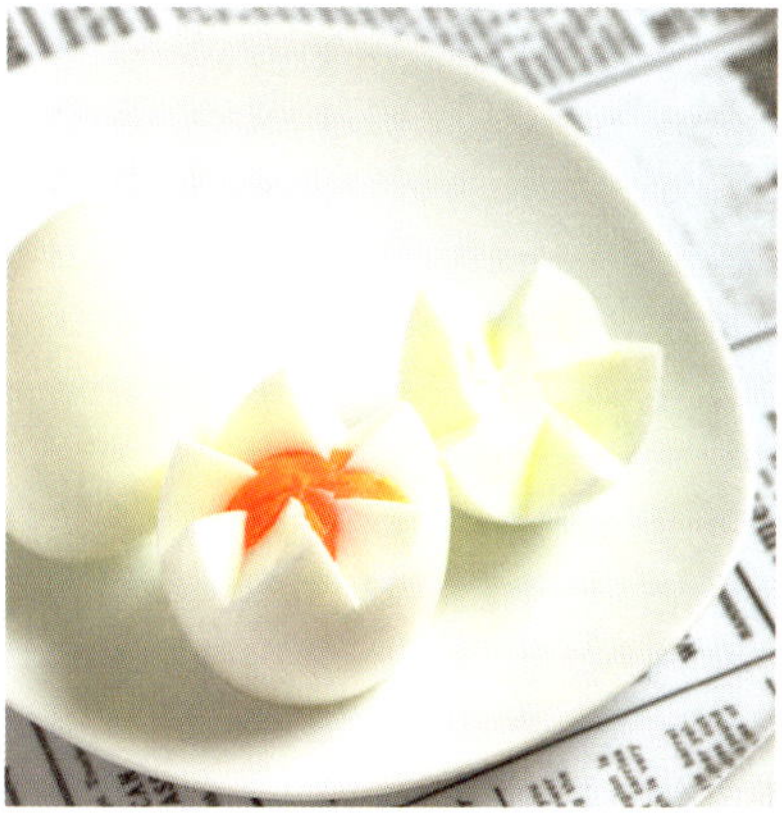

《材料》 2人分
卵……2個
塩……ひとつまみ
塩、マヨネーズ、醤油
……適宜

《つくりかた》

1. 鍋に湯を沸かし、沸騰したらひとつまみの塩と卵を入れて10分以上茹でる（好みで茹で時間を7～10分で調整）。
2. 冷水で粗熱をとりながら殻をむき、お好みで、塩、マヨネーズ、醤油などを少量つけて食べる。

RECIPE 18 エネルギーチャージおやつ　　幼児期

3種の煮干しスナック

1歳半ー

アミノ酸が豊富に含まれている煮干し。おやつ風にアレンジすれば食べ応えがあり、手軽なスナック代わりになります。

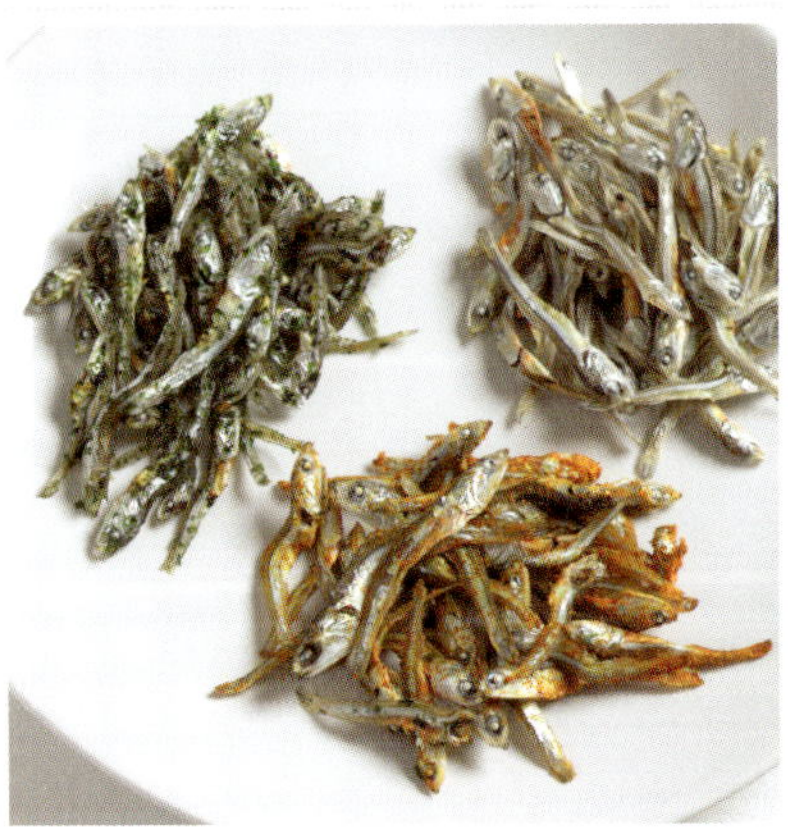

《材料》 2人分

煮干し……60尾程度
オリーブオイル……小さじ2
青のり……少々
カレー粉……少々
胡麻……少々

《つくりかた》

1. 熱したフライパンに煮干しを入れて軽く煎る。または耐熱皿に広げて500Wの電子レンジで5分加熱する。
2. 煎り上がって照りが出てきたら、オリーブオイルをかける。
3. 2の煮干しを3等分し、それぞれに青のり、カレー粉、胡麻をまぶす。

RECIPE 19 エネルギーチャージおやつ

幼児期

肉団子

1歳半ー

肉団子の肉をささみにすると、動物性脂質の摂取量を減らせます。小腹が空いたときのおやつ代わりにもおすすめです。

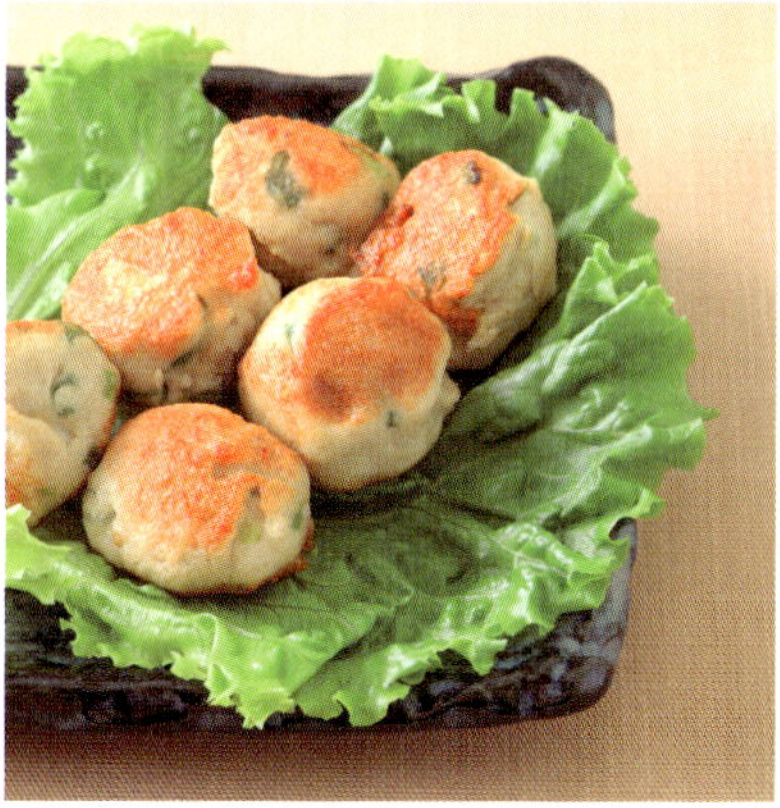

《 材料 》 2人分

鶏ひき肉（できればささみ）……100g
玉ねぎ……1/4個
わけぎ……4本
しょうが……5g
すり胡麻……大さじ6
日本酒……大さじ1
減塩醤油……小さじ1
純正ごま油……大さじ1

《 つくりかた 》

1. 玉ねぎとわけぎをみじん切りにし、しょうがはおろし金ですりおろす。
2. ボウルにごま油以外の材料、調味料を入れて捏ね、一口大に丸める。
3. 熱したフライパンにごま油をひき、中までしっかり火が通るまで焼く。

RECIPE 20 エネルギーチャージおやつ

幼児期

そばクレープ

1歳半 ―

そば粉は比較的GI値の低い粉です。全粒粉の薄力粉には食物繊維も含まれています。お子さんのおやつにどうぞ。

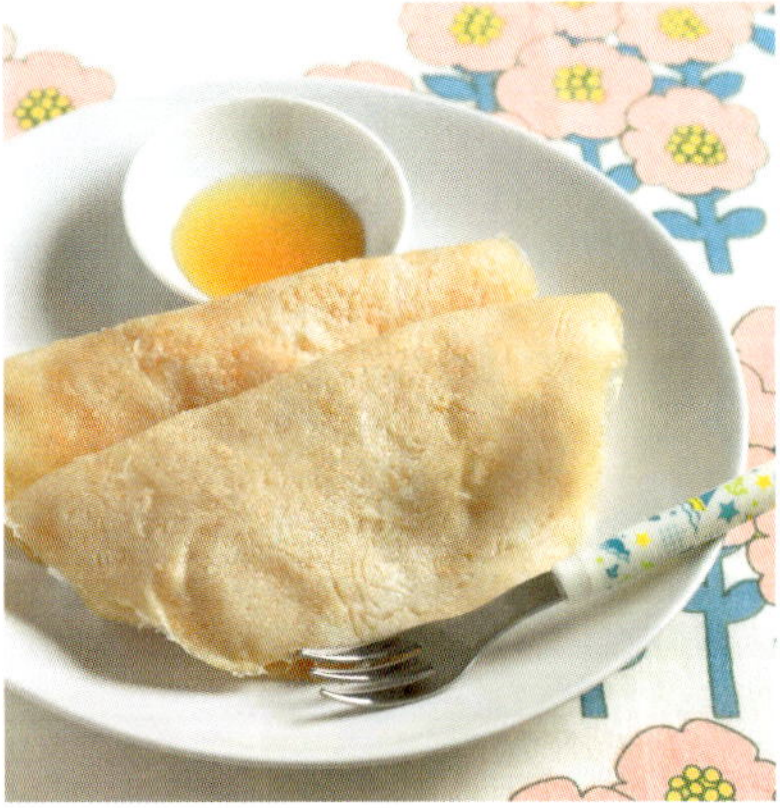

《材料》 2人分

そば粉……40g
全粒粉薄力粉
……80g
卵……3個
グレープシードオイル
（またはオリーブオイル）
……適量

《つくりかた》

1. ボウルに、そば粉、全粒粉、溶き卵を加えて粉っぽさがなくなるまで混ぜる。
2. 熱したフライパンにオイルをひき、おたま1杯分の生地をフライパンにのばす。
3. 片面に火が通ったら裏返してさらに焼く。
4. 半分に折って皿に盛りつけ、オイルを添える。

RECIPE 21 子どもと作って楽しい！

幼児期

茶碗蒸し

1歳半〜

やわらかくてお子さんでも食べやすい茶碗蒸し。卵や鶏肉でタンパクも摂れるのでおすすめです。最近では蒸し器を使わなくても電子レンジなどで手軽にできます。

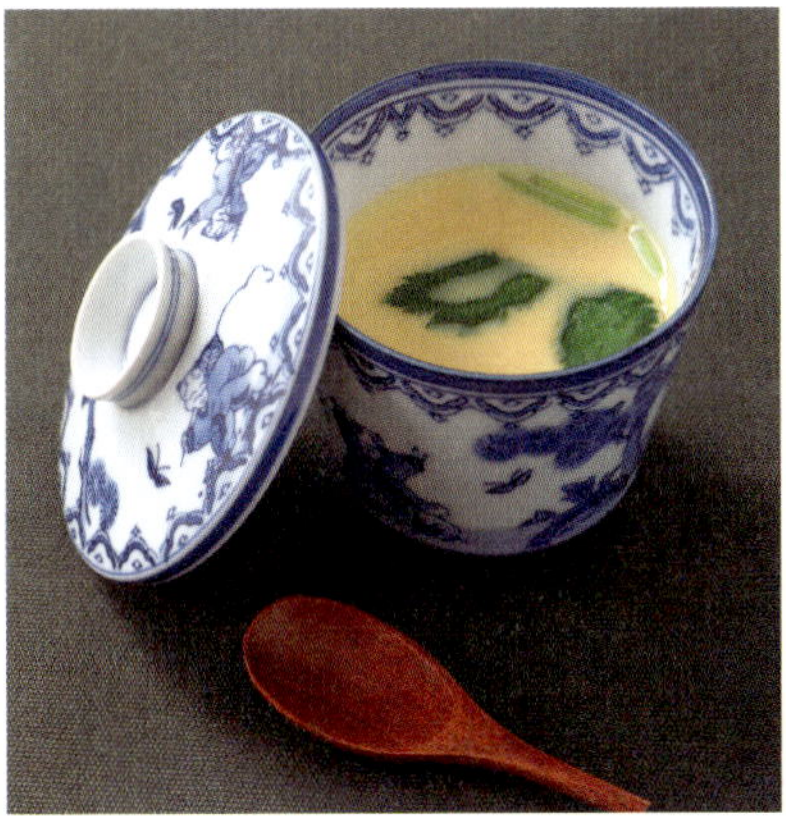

《材料》 2人分
卵……2個
出汁……120cc
塩……ひとつまみ
鶏もも肉……30g
　減塩醤油
　　……小さじ1/2
　日本酒……小さじ1/2
エビ……2尾
新鮮な銀杏……4粒
三つ葉……適宜

《つくりかた》
1. 鶏もも肉の皮と脂身を除き一口大にカットし、醤油と日本酒をもみ込む。
2. エビは殻をむき、背ワタを取り除く。
3. ボウルに卵を割り入れてよくかき混ぜる。出汁と塩を加えてさらに混ぜる。
4. 器を2つ用意し、それぞれの器に鶏もも肉、エビ、銀杏を入れ、3の卵液を静かに流し入れる。表面の気泡を箸でつぶす。
5. 三つ葉をのせ、湯気の上がる蒸し器に入れて強火で2分、その後弱火で10分蒸す。器を揺らしてみて中身が茶碗蒸しらしく固まっていたら、出来上がり。

RECIPE 22 子どもと作って楽しい！

幼児期

くず餅

1歳半 ―

葛《くず》は「葛根湯《かっこんとう》」にも含まれる漢方の食材で、抗酸化作用のあるイソフラボンなどが含まれています。ただし、「葛粉」と書かれていても葛成分がほとんど入っていないものもあるので、「本葛粉」と書かれたものを選びましょう。

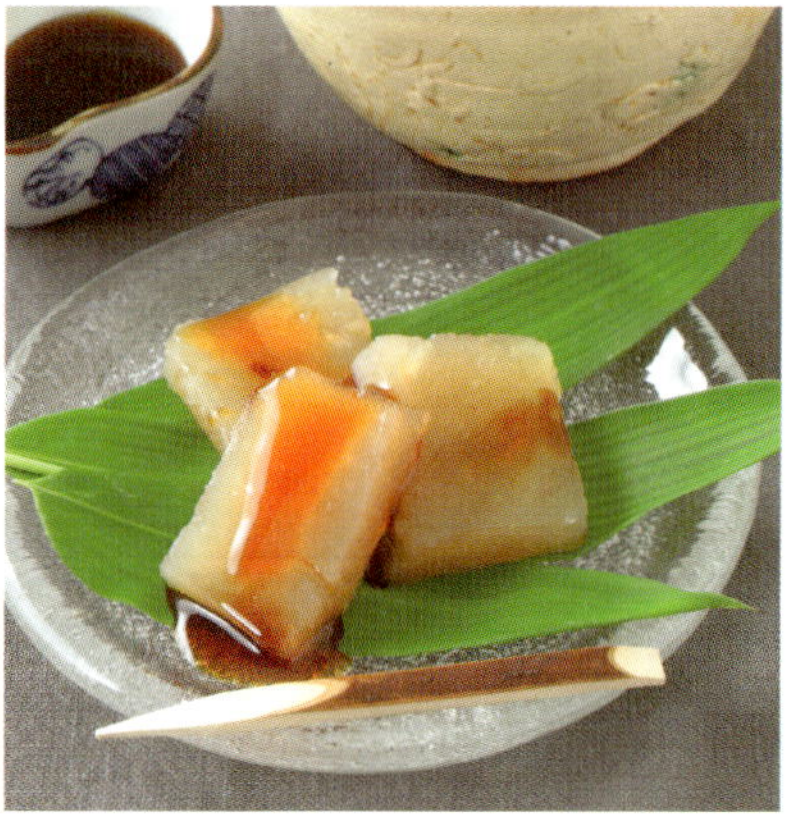

《 材料 》 2人分

本葛粉……50g
水……250cc
きな粉……適宜
＊黒蜜
黒砂糖……100g
水……100cc

《 つくりかた 》

1. ボウルに本葛粉を入れて分量の水を加えて混ぜ、一度、濾し器で濾す。
2. 小鍋、または土鍋に 1 を入れ、中火で加熱しながら最初は泡立て器、重くなってきたら木べらに持ち替えてよくかき混ぜる。焦げつかないよう注意する。
3. 葛が透明になったら火を止め、あらかじめ水で濡らした容器に 2 を流し入れる。ラップをかけて常温で粗熱をとる。
4. 3 が固まったら容器から取り出し、適当な大きさに切って皿に盛りつける。
5. 黒蜜を作る。黒砂糖と水を合わせて弱火にかけ、黒砂糖が溶けたら火を止める。
6. 黒蜜とお好みできな粉をかける。

RECIPE 23 子どもと作って楽しい！

幼児期

わらび餅

1歳半－

お子さんと一緒に作ると楽しいおやつです。簡単なので、ぜひお試しください。

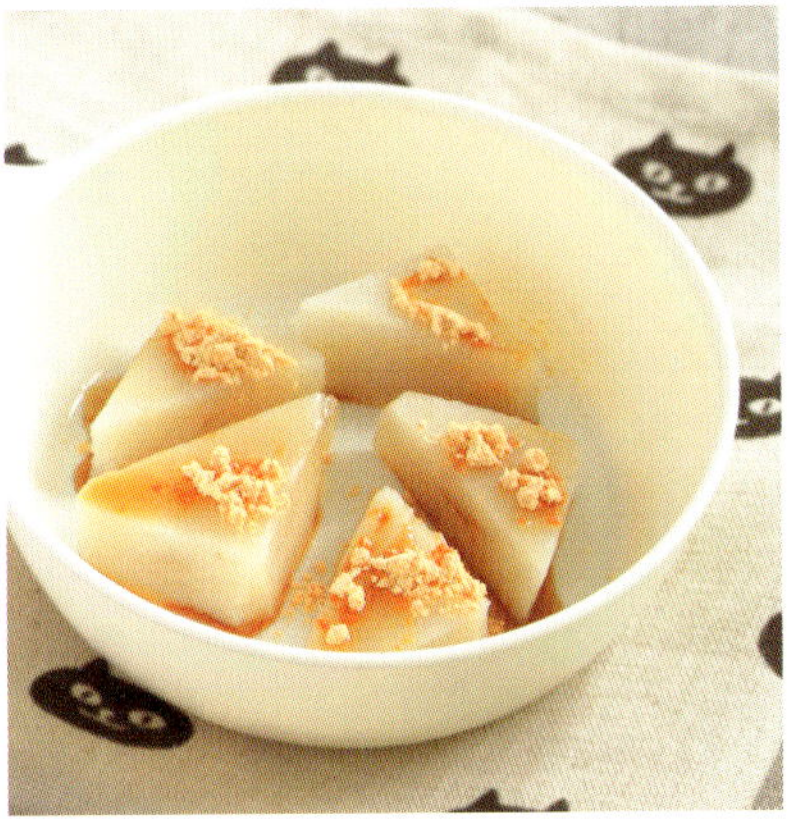

《材料》 2人分
わらび餅粉（「本わらび餅粉」は高価のため、入手しやすい「わらび餅粉」を使用）……50g
キビ砂糖 or 甜菜糖……20g
水……250cc
きな粉……適宜
＊黒蜜
黒砂糖……100g
水……100cc

《つくりかた》
1. 鍋にわらび餅粉と砂糖を入れ、分量の水を少しずつ加えてよく混ぜる。
2. 1の鍋を中火にかけ、木べらで5分程よくかき混ぜる。焦げつかないよう休まずに混ぜること。
3. 2が透明になったら火から下ろす。
4. あらかじめ水で濡らした容器に3を流し入れ、ラップをかけて常温で粗熱をとる（濁るので冷蔵庫には入れないこと）。
5. わらび餅を適当な大きさに切り、「くず餅」のレシピにある黒蜜をかけ、きな粉をまぶす。

04

幼児期（3歳から）のおすすめレシピ16

RECIPE 24 定番主食・おかず・汁

幼児期

雑穀手巻き寿司

3歳～

手巻き寿司はつい白米を食べ過ぎるので、たっぷりの雑穀を混ぜるといいでしょう。野菜や魚介類、卵を食物繊維が豊富な焼きのりで包むので、いろいろな栄養が摂れます。

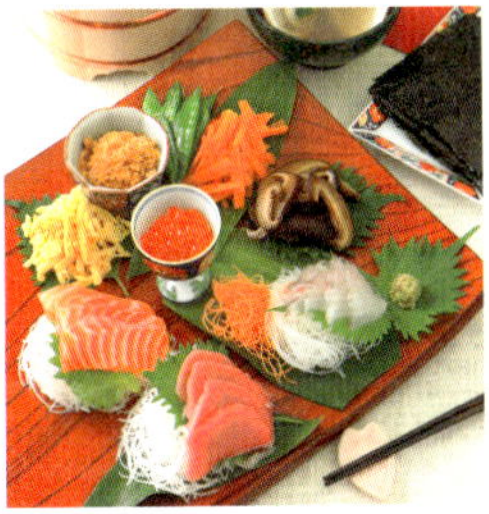

《材料》 2人分

白米……50g
雑穀……50g
みりん……大さじ1
出汁昆布（10cm角）……1枚
寿司酢……大さじ2
焼きのり……適量
卵……3個
にんじん……1/2本
絹さや……6枚
マダイ、マグロ、サケ、イクラ
……適量

＊味付けしいたけ

乾燥しいたけ（大きさにより調整）……6枚
減塩醤油……大さじ1
みりん……大さじ1
出汁（しいたけのもどし汁）
……1/2カップ

《つくりかた》

1. 研いだ白米を水に浸し、みりんと出汁昆布を加えて雑穀とともに炊飯器で炊く。
2. 炊きあがった1を寿司桶やボウルに移し、うちわなどであおぎながら少しずつ寿司酢を混ぜる。
3. 乾燥しいたけはお湯でもどし、石づきを取って3～4ミリ幅にスライスする。小鍋にしいたけのもどし汁、醤油、みりんを入れて煮る。
4. 溶き卵をフライパンで薄く焼き、千切りにして錦糸卵を作る。
5. にんじんは拍子木切りにし、小鍋に出汁を入れて薄味に煮る。
6. 絹さやはすじを取り、熱湯で20秒程色が鮮やかになるまで茹で、冷水にとる。
7. 魚介類を食べやすい大きさに切り、他の具材とともに器に盛りつける。

RECIPE 25 定番主食・おかず・汁

幼児期

五目煮

3歳ー

食物繊維と微量栄養素が摂れる、昔ながらの家庭料理です。塩分控えめに仕上げました。

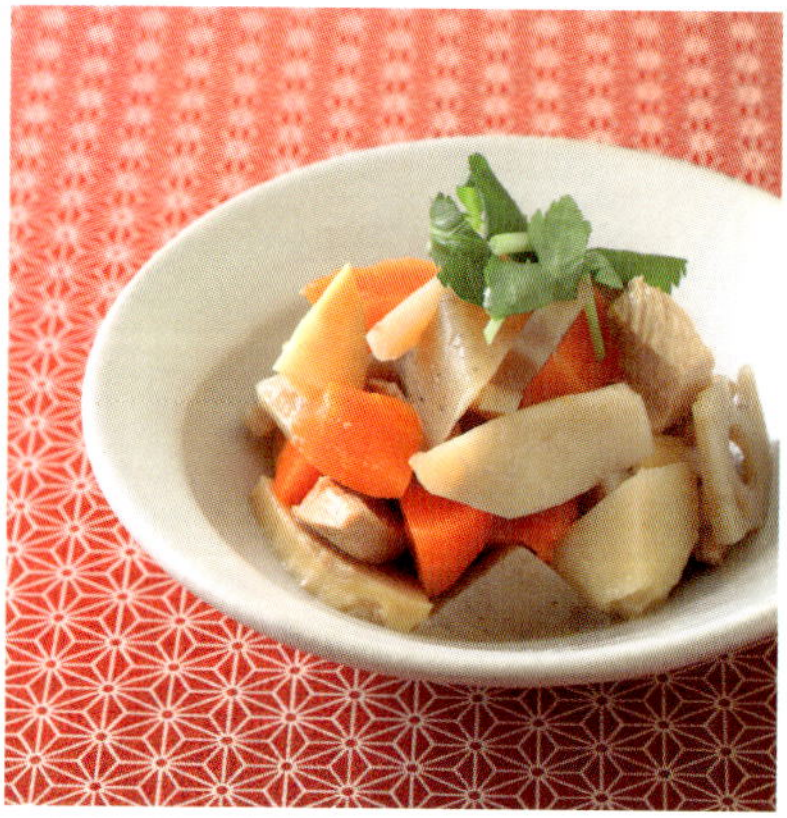

《材料》 2人分

たけのこ
……中サイズ1/2本
さといも……4個
にんじん……1/2本
れんこん……1/4本
こんにゃく……1/2枚
出汁……250cc
減塩醤油……大さじ1.5
みりん……大さじ1
三つ葉……少々

《つくりかた》

1. たけのこ、さといも、にんじん、れんこん、こんにゃくを一口大にカットする。
2. 鍋に出汁、醤油、みりんを入れ、1の野菜などを加えてやわらかくなるまで煮る。
3. 器に盛りつけ三つ葉を飾る。

RECIPE 26 定番主食・おかず・汁

幼児期

鶏団子揚げ

3歳－

揚げ物にすると糖化度が高くなりますが、スナック好きのお子さんのおやつとしてたまに食べる分には問題ありません。レモン、パセリなどの抗糖化食材と一緒に食べましょう。

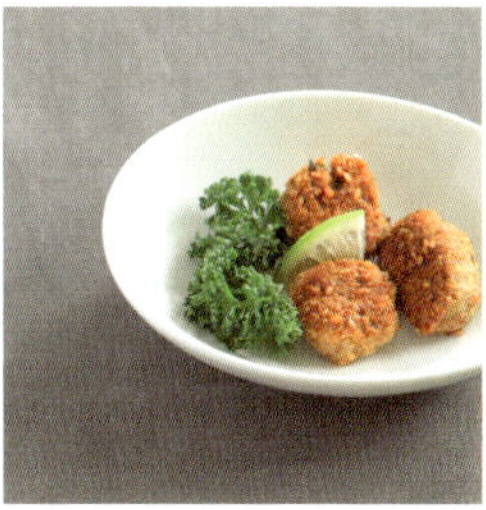

《材料》 2人分

鶏ひき肉（できればささみ）……180g
卵……1個
小ねぎ or わけぎ（玉ねぎ1/4個でも可）……2本
しょうが……1cm片
塩……ひとつまみ
こしょう……少々
レモン……少々
パセリ……少々

＊衣用
全粒粉……大さじ1.5
溶き卵……1/2個分
パン粉（全粒粉パン、ライ麦パンの粉ならなお可）……50g
エキストラバージンオリーブオイル……大さじ2

《つくりかた》

1. 小ねぎを小口切りにし、しょうがはすりおろす。
2. ボウルに1と鶏ひき肉、卵、しょうが、塩、こしょうを入れてよく混ぜる。ひき肉に粘りけが出るまで練ると旨みが出る。
3. 2のタネを一口大の団子状にまとめる。
4. 衣用の溶き卵に全粒粉を入れて混ぜ、団子をくぐらせパン粉をまぶす。
5. エキストラバージンオリーブオイルで揚げ焼きにする。
6. 器に盛りつけレモンとパセリを添える。

RECIPE 27 定番主食・おかず・汁

幼児期

なすとこんにゃくの田楽

3歳－

こんにゃくには食物繊維が多く含まれています。ただ、一度に大量（2パック以上）食べると腸閉塞になることがあるので気をつけましょう。

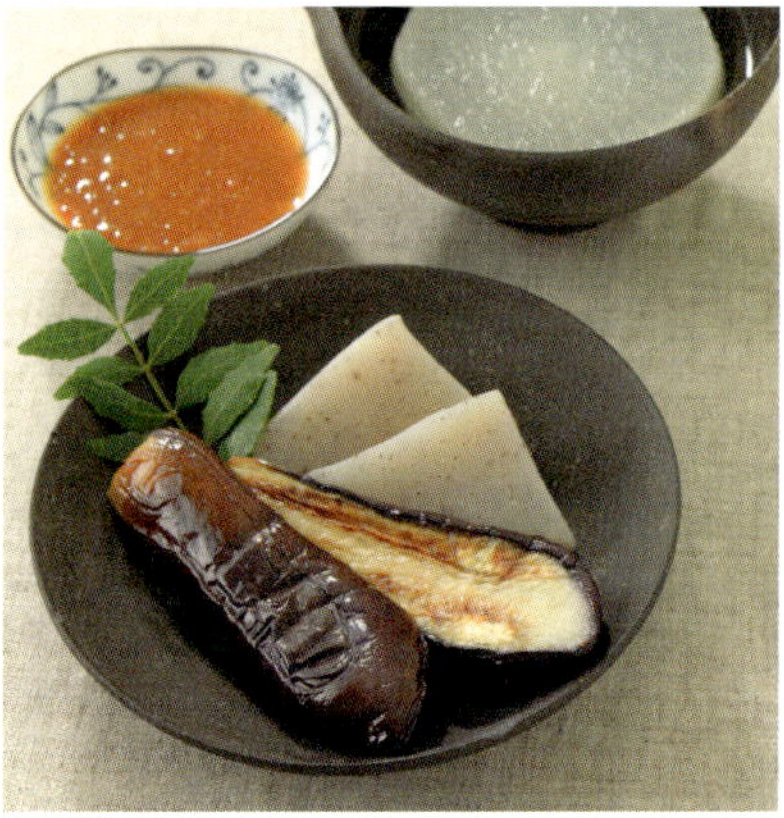

《 材料 》 2人分

なす……2本
こんにゃく……1枚
大根……1/4本程度
味噌……大さじ1.5
みりん……大さじ1
キビ砂糖 or 甜菜糖……小さじ1
ゆずの皮……少々

《 つくりかた 》

1. なすを縦半分に切ってフライパンで焼く。少し焼き色がついたら蓋をして蒸し焼きにする。
2. 大根は皮をむき、4センチ厚さにカットして鍋に入れる。かぶるくらいの水をそそぎ箸が通るまで煮る。
3. 2に三角に切ったこんにゃくを加え、5分程火にかける。
4. 別の鍋に味噌、みりん、砂糖を入れて一煮立ちさせる。ゆずの皮はみじん切りにするか、すりおろす。
5. なすとこんにゃく、大根を器に盛り、4のタレとゆずの皮を添える。

RECIPE 28 定番主食・おかず・汁

幼児期

ごぼうサラダ

3歳－

ごぼうはビタミンCを含み、食物繊維もたっぷり含まれています。栄養を丸ごと摂るにはよく洗って皮のまま調理します。

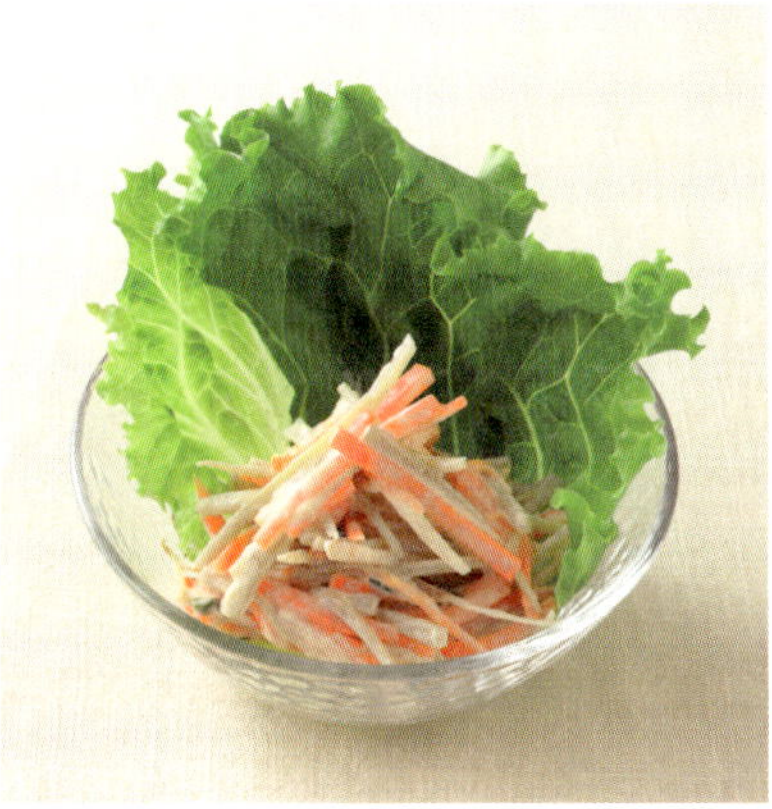

《材料》 2人分

ごぼう……1/2本
にんじん……1/2本
マヨネーズ……大さじ2
すり胡麻……大さじ1
塩……ひとつまみ
こしょう……ひとふり

《つくりかた》

1. よく洗ったごぼうとにんじんを斜め薄切りにしてから千切りにする。水溶性ビタミンを逃さないようごぼうはアク抜きせずにそのまま使う。
2. 鍋に湯を沸かし、ごぼうを入れて30秒湯通ししザルにあげる。
3. 水分を拭きとったごぼう、カットしたにんじん、マヨネーズ、すり胡麻、塩、こしょうをボウルに入れてよく和える。

RECIPE 29 定番主食・おかず・汁

幼児期

根菜たっぷりお味噌汁

3歳～

根菜類には、食物繊維とともに抗酸化力、免疫力をアップしてくれるファイトケミカルが含まれています。減塩味噌にするか、味噌の量を少なめに調整して減塩を心がけましょう。

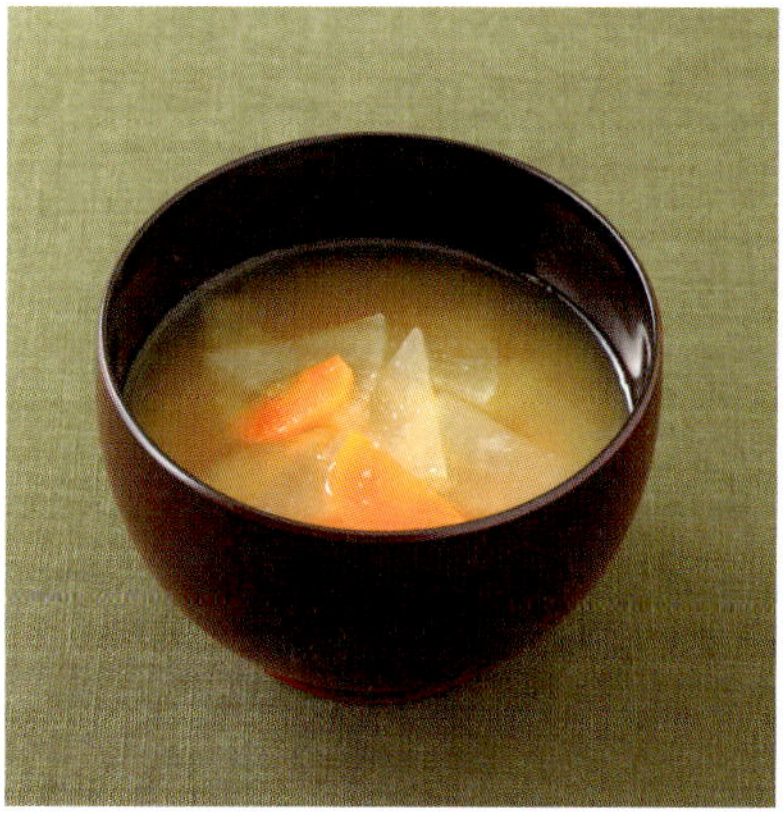

《材料》 2人分

さといも
（または好みの根菜類）
……3個
大根……1/3本
にんじん……1/2本
味噌……大さじ2
出汁……600cc

《つくりかた》

1. さといもと大根は皮をむき、よく洗ったにんじんと共に半月切りにする。
2. 鍋に出汁と1の野菜を入れて火にかける。
3. 根菜に火が通ったら、火を止めて味噌を溶く。

RECIPE 30 大人にもぴったり！

幼児期

牡蠣のお味噌汁

3歳 –

亜鉛不足の人がとても多いので、牡蠣を食べて、亜鉛とタンパクを補いましょう。

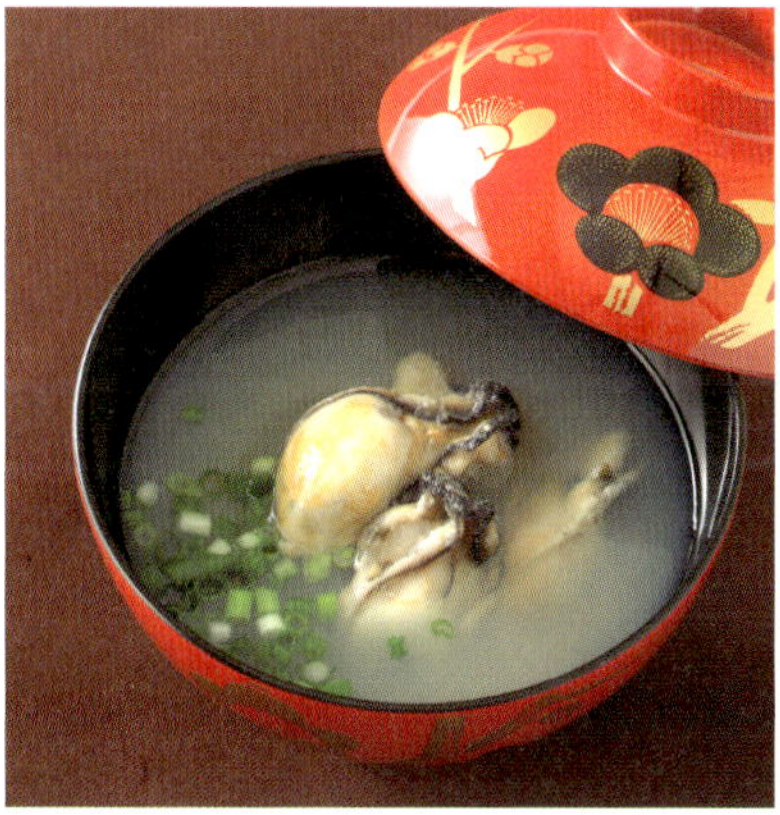

《 材料 》 2人分

牡蠣……6個
味噌……大さじ2
出汁……400cc
小ねぎ……適量

《 つくりかた 》

1. 牡蠣は流水できれいに洗う。
2. 鍋に出汁を入れて加熱し、牡蠣を加える。
3. 牡蠣に火が通って身が少し縮んだら火を止め、味噌を溶いて小ねぎをちらす。

RECIPE 31 大人にもぴったり！ 幼児期

エビとオクラの煮物 3歳－

高タンパクのエビと、ビタミン・ミネラルが豊富に含まれ食物繊維も摂れるオクラの、バランスのいい煮物です。

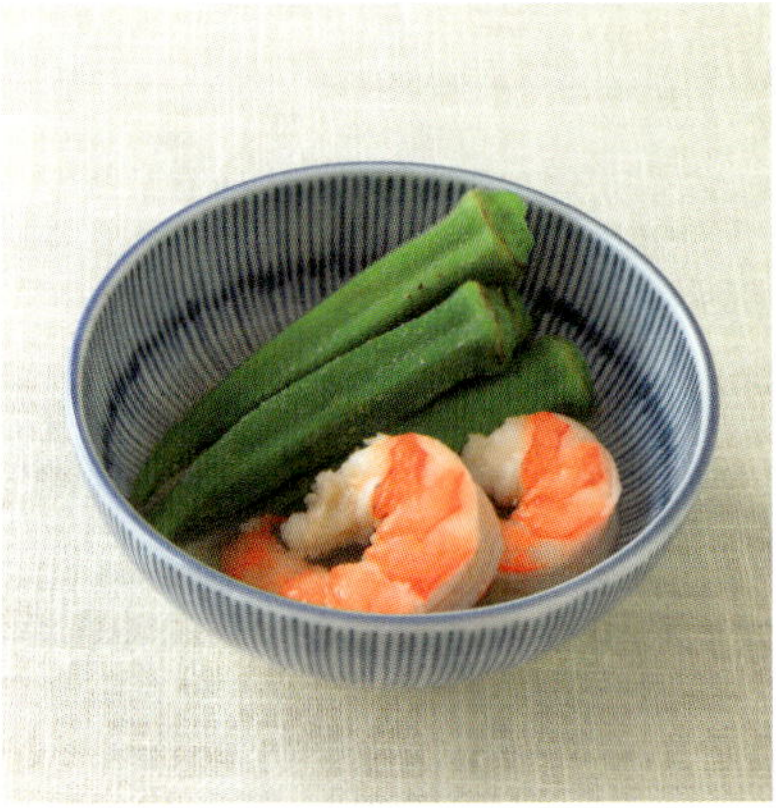

《材料》 2人分

エビ……4尾

オクラ……6本

塩……小さじ1/2

出汁……100cc

薄口醤油……小さじ1

みりん……小さじ1

《つくりかた》

1. エビは殻をむき、串などで背ワタを取り除く。
2. オクラは手早く塩もみし、硬い「がく」の部分を包丁でくるりと削り取る。
3. 鍋に出汁、薄口醤油、みりん、オクラを入れて火にかけ、オクラがやわらかくなったら1のエビを入れて火が通るまで煮る。

RECIPE 32 エネルギーチャージおやつ

幼児期

雑穀味噌おやき

3歳ー

食事と食事のあいだの時間があくと血糖が下がることがありますが、それを防ぐのが間食の一つの役割です。雑穀で小さなおにぎりを作って、味噌を塗って食べる一品。冷めてもおいしく食べられます。

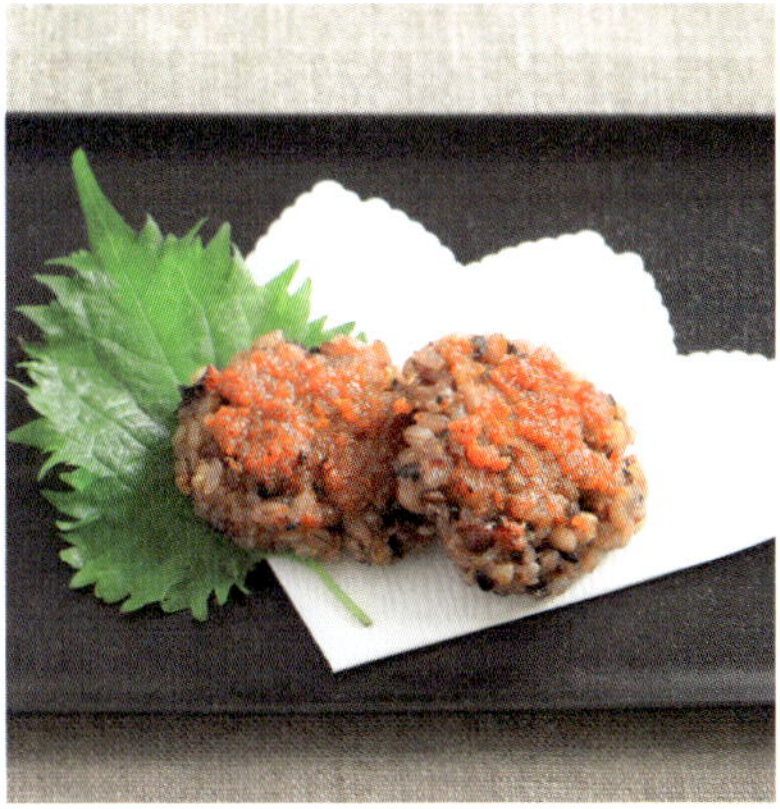

《材料》 2人分

雑穀（もち麦・キヌア・ひえ・きびなど）……100g

味噌（減塩）……小さじ2

みりん……小さじ2

《つくりかた》

1. 雑穀は炊飯器の玄米モードで炊く。
2. フライパンを熱し、雑穀を楕円形に丸めて片面ずつ焼く。
3. 火にかけてアルコール分を飛ばしたみりんで味噌を溶き、おやきの表面にサッと塗る。

RECIPE 33 エネルギーチャージおやつ

幼児期

ずんだ風おやつ

3歳－

枝豆は大豆タンパクと共にビタミンCも含まれている優秀な食材です。雑穀と合わせて食べれば栄養バランスのいいおやつになります。

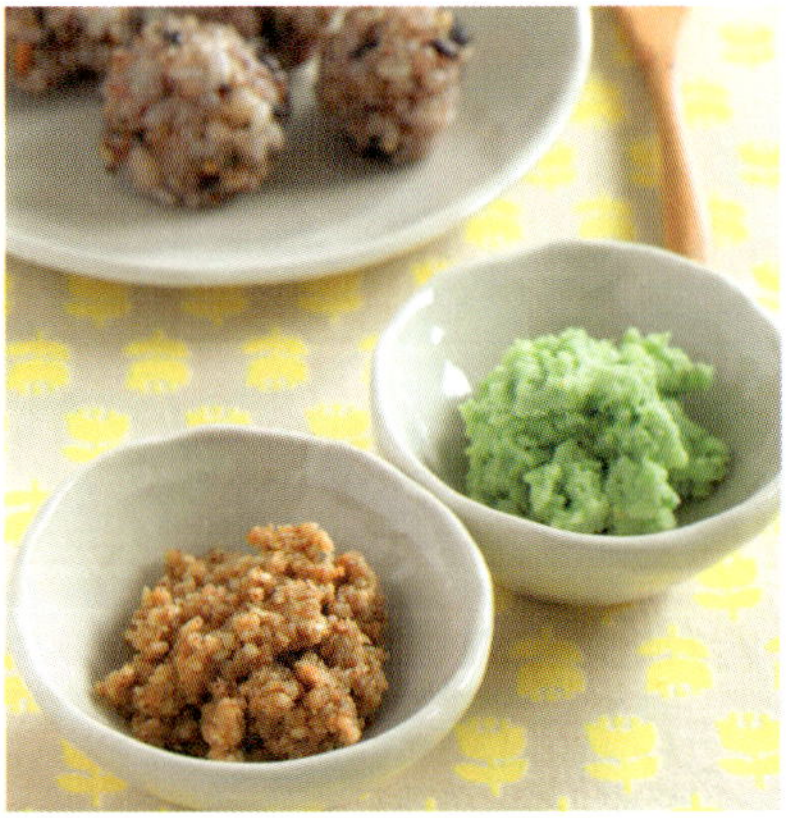

《材料》 2人分

雑穀（もち麦・キヌア・ひえ・きびなど）……150g

豆類（小豆、ささげ、節分豆、福豆、黒豆など炊き込めるもの）……50g

＊ずんだ風餡

枝豆（さやのまま）……80g

豆乳……大さじ1

キビ砂糖 or 甜菜糖……小さじ2

メープルシロップ……小さじ1

塩……ひとつまみ

＊練り胡麻餡

練り胡麻……大さじ1

《つくりかた》

1. 豆類と雑穀を炊飯器の玄米モードで炊く。
2. 枝豆はさやのままたっぷりのお湯で7分ほど茹で、さやから取り出し、すり鉢でする。
3. 2に、ずんだ風餡の残りの材料をすべて加えてよく混ぜる。
4. 炊きあがった豆入り雑穀を小さな団子状に丸め、3のずんだ風餡、または練り胡麻餡をのせる。

RECIPE 34 エネルギーチャージおやつ

幼児期

おからパウンドケーキ

3歳－

おからパウダーは、大豆タンパクが豊富な上、加工しやすいので、さまざまな料理、おやつにアレンジできます。

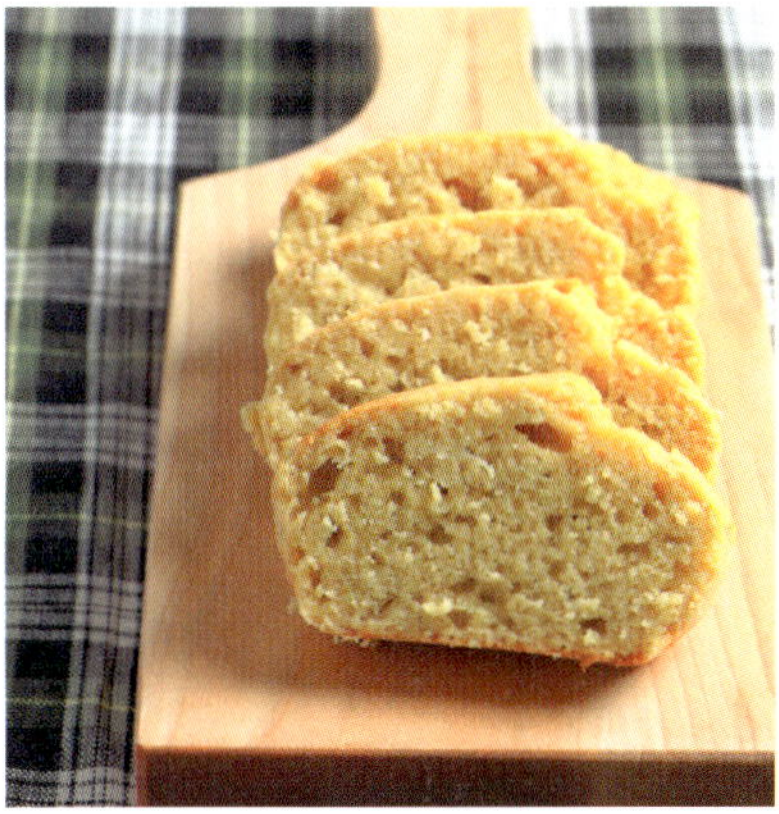

《材料》 2人分

おからパウダー（煎って汁気を飛ばしたおからでも可）……40g
薄力粉……50g
全粒粉……30g
キビ砂糖 or 甜菜糖……40g
ベーキングパウダー（できればノンアルミ）……3g
卵……1個
豆乳……40cc

《つくりかた》

1. ボウルにおからパウダー、薄力粉、全粒粉、砂糖、ベーキングパウダーを入れてよく混ぜる。
2. 1に溶いた卵と豆乳を加え、サクッと混ぜ合わせる。粘りけが出ないように混ぜるのがコツ。
3. 2をパウンドケーキやマドレーヌの型に流し、170℃で予熱したオーブンで40分焼く。

RECIPE 35 子どもと作って楽しい！

幼児期

お豆腐のティラミス

3歳－

ティラミスのマスカルポーネを豆腐で代用すると、カロリーが約5分の1に。大豆タンパクが摂れて、動物性脂質を避けられるのもメリットです。

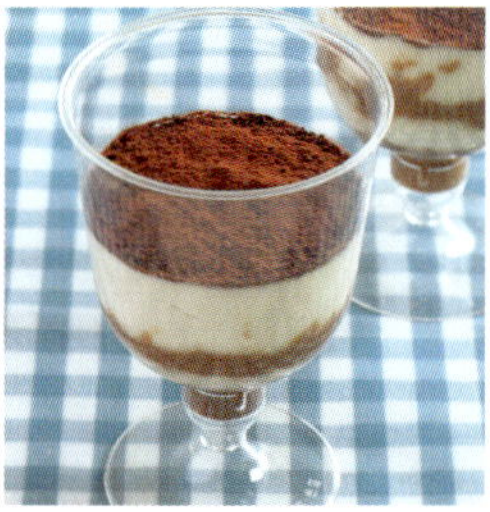

《 材料 》 2人分

絹ごし豆腐……100g
クリーミータイプのヨーグルト（脂肪ゼロ）……100g
キビ砂糖 or 甜菜糖……大さじ1
メープルシロップ……小さじ1/2
バニラエッセンス……数滴
全粒胚芽系ビスケット……6枚
インスタントコーヒー粉……小さじ1
お湯……大さじ3（45cc）
ココアパウダー……大さじ1

《 つくりかた 》

1. キッチンペーパーにくるんだ豆腐を、電子レンジで1分間加熱して水切りする。
2. インスタントコーヒー粉に大さじ3のお湯をそそぐか、濃いめに入れたコーヒー（大さじ4）を用意し、砕いたビスケットを浸す。
3. 豆腐は漉し器などで裏漉しし、分量のヨーグルト、砂糖、メープルシロップ、バニラエッセンスを加えてなめらかになるまでよく混ぜる。
4. コップ、ワイングラスなどを用意し、2のビスケット→3のクリームの順に入れ、上からココアパウダーをふるい入れる。
5. 冷蔵庫で1時間以上寝かせる。

RECIPE 36 子どもと作って楽しい！

幼児期

3つの味のクッキー（抹茶、しょうが、胡麻）

3歳－

3つの味を食べ比べできるクッキーです。とても簡単で、型で抜くのも、手で丸めるのもお子さんは大好きです。ぜひ一緒に作ってみてください。

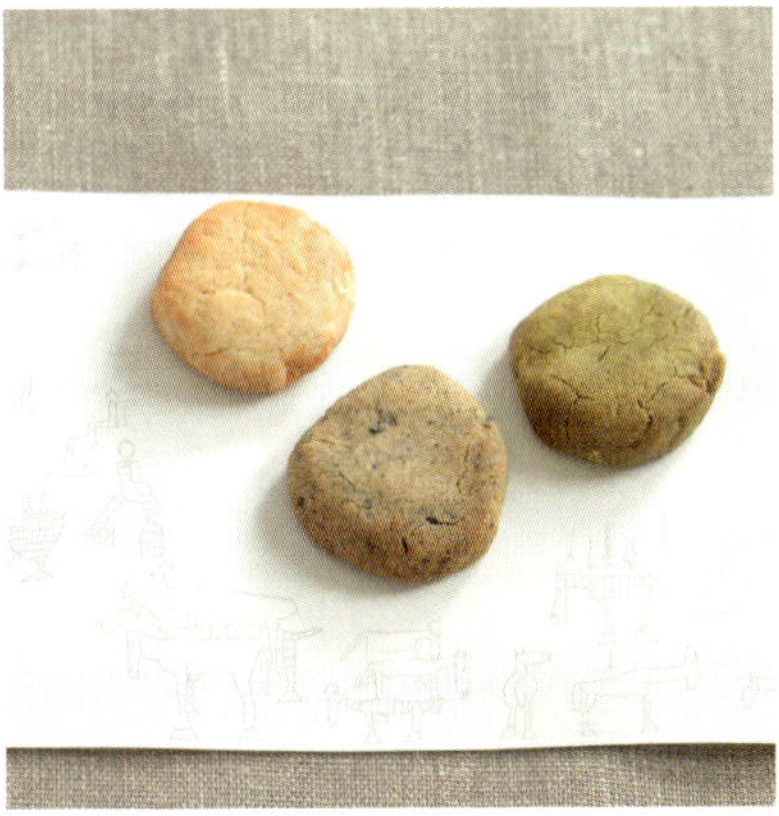

《材料》 2人分

A
- 薄力粉……50g
- 全粒粉……50g
- ベーキングパウダー……2g
- キビ砂糖 or 甜菜糖……30g

オリーブオイル
……約40g（1種類につき13g）
しょうが……5g（小さじ1）
抹茶……小さじ1/3～1/2
すり胡麻……小さじ1

《つくりかた》

1. ボウルにAの材料をすべて入れ、よく混ぜる。
2. 1を3等分にし、しょうが、抹茶、すり胡麻を入れてそれぞれにオリーブオイル（13gずつ）を加える。
3. 粉っぽさがなくなるまでよく捏ね、好きな形に成形したら、180℃で予熱したオーブンで15分焼く。

RECIPE 37 子どもと作って楽しい！

幼児期

抹茶寒天

3歳 –

抹茶に含まれるカテキンには優れた抗酸化作用があります。最近もまた続々と研究が進められている、日本が誇るスーパーフードです。

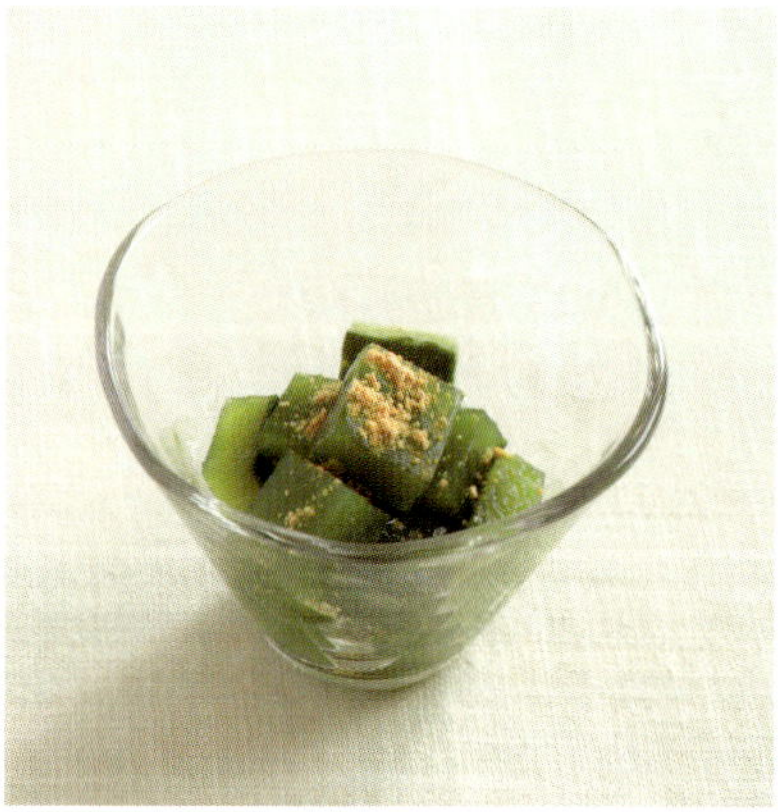

《材料》 2人分

粉寒天3g＋水（大さじ1）
抹茶……5g
キビ砂糖 or 甜菜糖……20g
水……400cc
きな粉……少量

《つくりかた》

1. 粉寒天に大さじ1の水を入れて、ふやかす。
2. 1に抹茶、砂糖、水を加えてよく混ぜ、容器に流し入れて冷蔵庫で冷やし固める。
3. 固まった抹茶寒天を一口大に切って器に盛り、きな粉をかける。

RECIPE 38 子どもと作って楽しい！

幼児期

手作り梅ジャム

3歳－

市販のジャムは糖分が多いので、甘さを調節できる手作りがおすすめです。甘みにはハチミツよりもGI値が低く、ミネラル豊富なメープルシロップを使います。

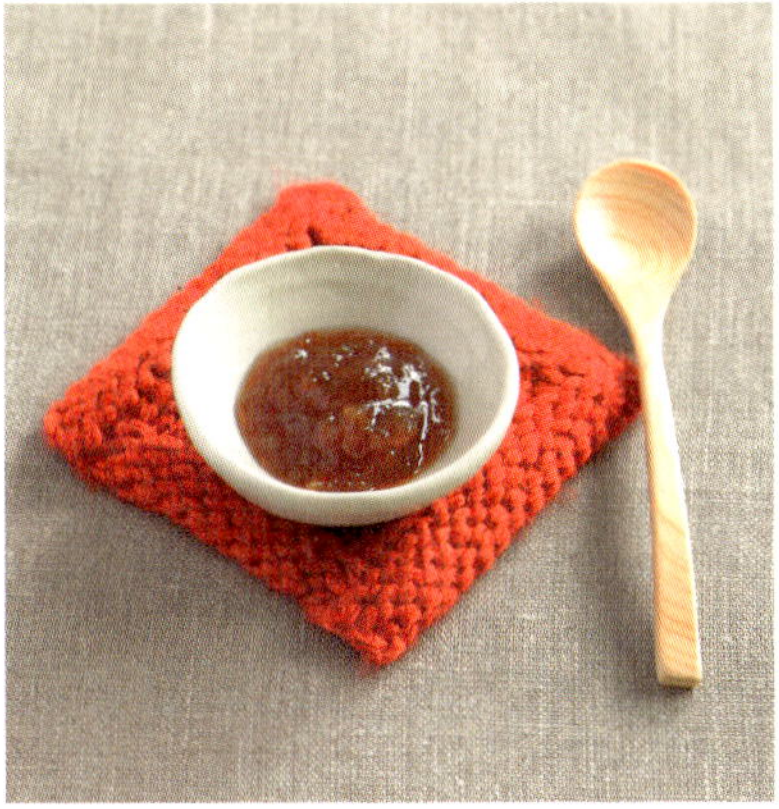

《材料》 保存用

完熟梅（丸ごと）
……1kg
メープルシロップ
（梅の6割ほどの重さ）
……600g

《つくりかた》

1. 完熟梅をよく洗い、キッチンタオルなどでよく拭いてから竹串でヘタを取り除く。手で種を取り除き、ざっくり梅の実をカットして、小鍋に入れて弱火で煮る。
2. メープルシロップで甘さを調整し、途中、アクが出たら取りながらコトコト煮詰める。透明感が出てトロリとした粘りのある状態になったら完成。

RECIPE 39 子どもと作って楽しい！

幼児期

自家製ドライフルーツ

3歳〜

フルーツはドライにすることで保存ができます。抗糖化は期待できませんが、お子さんと出来上がるまでの過程を観察する楽しさがあります。

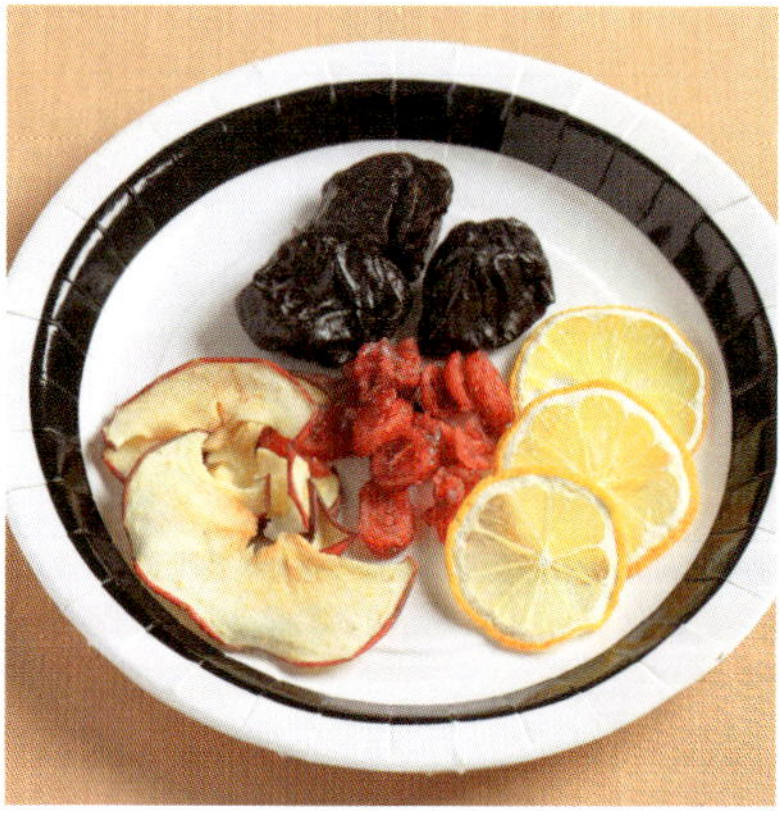

《材料》

りんご、レモン、オレンジ、プラムなど……適量

《つくりかた》

1. フルーツをそれぞれ薄くスライスし、ドライネットなどに並べて日当たりの良い場所に干す。
2. 果物の厚みや水分含有量、天気などを見ながら、5〜7日を目安に日干しする。お子さんと毎日様子を観察し、完成したら容器などに入れて保存する。

05

学童期（5歳から）のおすすめレシピ19

RECIPE 40 がっつりメイン

学童期

お好み焼き

5歳 –

エビやイカ、豚肉、卵などのタンパクが摂れる一品。味付けが濃くなりがちなので、旨み成分の多いかつお節をたっぷり使用し、ソースは少なめにしましょう。

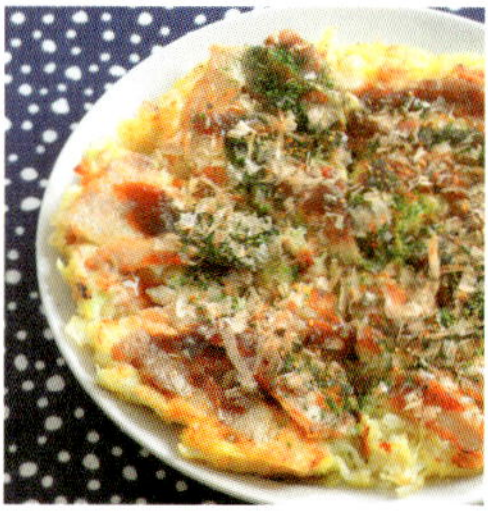

《 材料 》 2枚分

薄力粉……100g
全粒粉……50g
水……150cc
キャベツ……200g
イカ（切れているもの）……10g
干し桜エビ……10g
やまと芋（長芋などでも可）……100g
溶き卵……1個分
豚肉（ヒレなど脂身の少ない部位）……160g
オリーブオイル……大さじ1/2
ソース、かつお節、青のり、塩、こしょう……それぞれ適量

《 つくりかた 》

1. 薄力粉と全粒粉を入れたボウルに、水を注いでダマにならないようしっかりと混ぜる。
2. 千切りにしたキャベツ、イカ、桜エビ、すりおろしたやまと芋を1に加えて混ぜる。最後に溶き卵を入れてさらによく混ぜる。
3. 熱したフライパンにオリーブオイルをひき、1枚分のタネを流し入れる。
4. 表面にふつふつと2～3個穴があいたら、豚肉をのせて塩、こしょうを少々ふる。
5. 底面に火が通ったら裏返し、蓋をして2～3分焼く。
6. 皿に移し、ソースをかけてかつお節と青のりをふる。

RECIPE 41 がっつりメイン

学童期

薬味たくさんおそば

5歳－

たっぷりの薬味とともに食べるおそばです。そば粉100%の十割そばは、麺類の中では比較的GI値が低く、目を酷使するお子さんにうれしいルチンも含まれています。

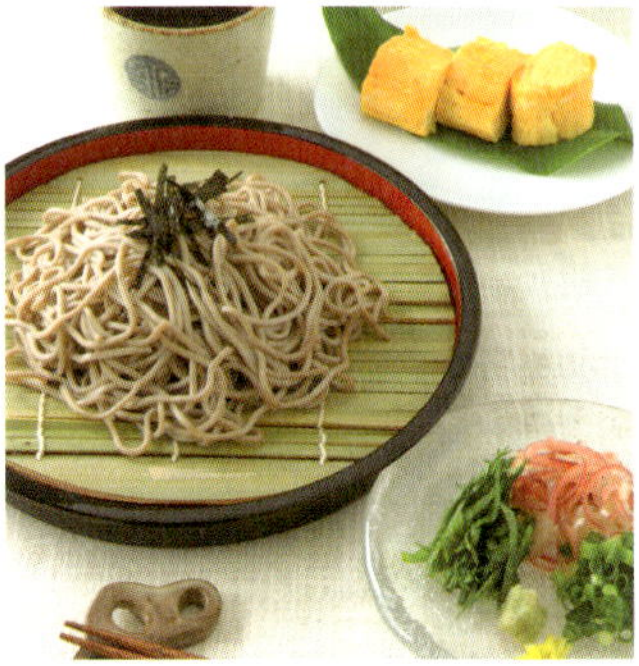

《材料》 2人分

そば（できれば十割）……1把

めんつゆ（醤油・みりん・日本酒）……300cc

＊薬味

小ねぎ、みょうが、しそ、ゆず、わさび（可能なら新鮮なおろしわさび）……それぞれ適宜

＊だし巻玉子

卵……3個

出汁……50cc

キビ砂糖 or 甜菜糖……大さじ1

減塩醤油……大さじ1

油……適宜

《つくりかた》

1. 大きめの鍋にたっぷりの湯を沸かし、そばを茹でる。
2. ねぎ、みょうが、しそなどの薬味を刻み、ゆずは皮をみじん切りにするか、すりおろしておく。茹で上がったそばは冷水で洗いザルにあげる。きざみのりをのせる。
3. 別の鍋に醤油、みりん、日本酒を入れて一煮立ちさせ、めんつゆを作る。
4. よく溶いた卵に分量の砂糖、醤油、出汁を入れてかき混ぜ、熱した卵焼き器に油をひいて厚焼きにする。

RECIPE 42　肉・魚おかず　学童期

湯豆腐豚しゃぶ　5歳－

豆腐の大豆タンパクとたくさんの野菜が摂れる一品。豚肉はしゃぶしゃぶにすることで、余分な動物性脂質を落とすことができます。

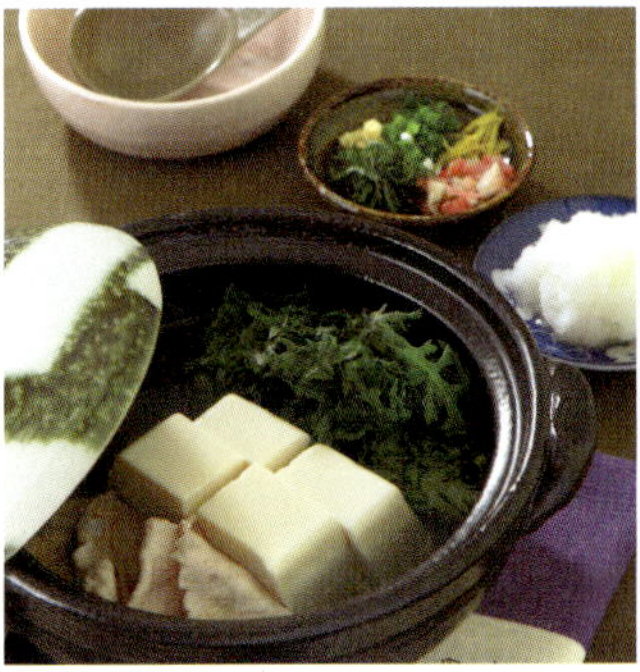

《材料》　２人分

絹ごし豆腐……１丁
豚肉（薄切り、脂身が少ないもの）……100g
白菜……1/6個
春菊……１束
大根……1/4本
ゆずの皮……少々
小ねぎ……２本
みょうが……1/2本
昆布……1/4枚
ポン酢……少々
亜麻仁油……小さじ１

《つくりかた》

1. 豆腐は５センチ角に、白菜、春菊はざく切り、小ねぎは小口切りにする。豚肉は食べやすいよう５センチくらいにカットする。
2. よく洗った大根を皮ごとすりおろし、ゆずの皮は表面をすりおろす。
3. 固く絞った濡れ布巾や少し湿らせたキッチンタオルなどで昆布の表面を軽く拭き、水（分量外）をはった土鍋に入れて火にかける。
4. 沸騰した土鍋に、白菜、豆腐、豚肉を順に入れ、最後に春菊を入れる。
5. 小皿に大根おろし、ゆず、小ねぎ、みょうが、ポン酢、亜麻仁油を入れ、鍋からすくった具材をつけて食べる。

RECIPE 43 肉・魚おかず

学童期

アスパラポーク

5歳－

アスパラガスにはアスパラギン酸、グルタミン酸などのアミノ酸が含まれ、旨み成分が豊富です。食材は焼くと糖化しますが、レモンなどの抗糖化食材と合わせることで、少しではありますが抗糖化作用が期待できます。

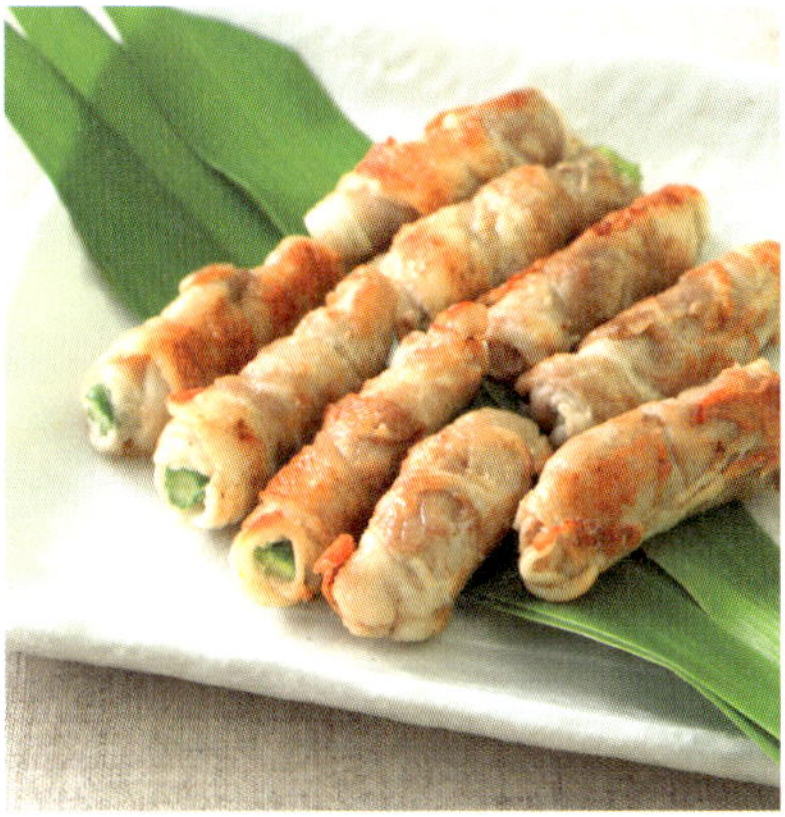

《材料》 2人分

アスパラガス
……5～6本
豚ロース薄切り
……200g
オリーブオイル
……適量
塩……少々
こしょう……少々
レモン……1/2個

《つくりかた》

1. アスパラガスは、茎にある三角のハカマを取り根元の硬い部分を切り落とし5～6センチにカットする。
2. カットしたアスパラガスに豚ロースを巻きつける。
3. 熱したフライパンにオイルをひき、アスパラポークを焼く。
4. アスパラガスまで火が通ったら、塩・こしょうで味を調える。器に並べ、食前にレモンを搾って食べる。

RECIPE 44 肉・魚おかず

学童期

豚汁

5歳 –

味噌と豚肉のタンパクを、たっぷりの根菜類と共に食べられる家庭的なお汁です。

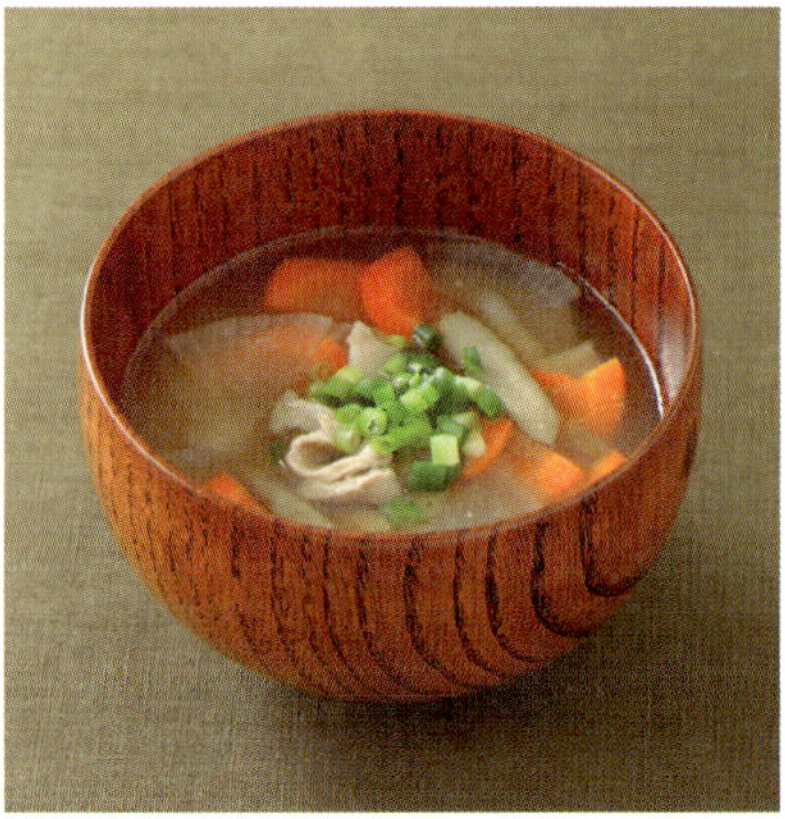

《 材料 》 2人分

豚肉（ロースなど脂身の少ない部位）……50g
大根……1/4 本
にんじん……1/2 本
薄揚げ（湯通ししたもの）……1 枚
長ねぎ……1/2 本
味噌……大さじ 2
出汁の素（かつお節粉など）……小さじ 1
水……450cc
小ねぎ……少々
オリーブオイル……適量

《 つくりかた 》

1. 豚肉はひと口大にカットする。大根とにんじんはいちょう切りに、薄揚げは細切りに、長ねぎは斜め薄切りにする。
2. 熱した鍋にオリーブオイルをひき、1 を炒める。
3. 2 に分量の水と出汁の素を入れ、具材に火が通るまで煮る。
4. 鍋の火を止めて味噌を溶く。豚汁をお椀にそそぎ最後に小ねぎを飾る。

RECIPE 45　肉・魚おかず　学童期

鶏むね肉の味噌焼き　5歳－

肉類の皮や脂身にはトランス脂肪酸が含まれ、動脈硬化のリスクがあります。同じ 100 グラムの鶏むね肉でも、皮を除くと 80 キロカロリー程カットできます。

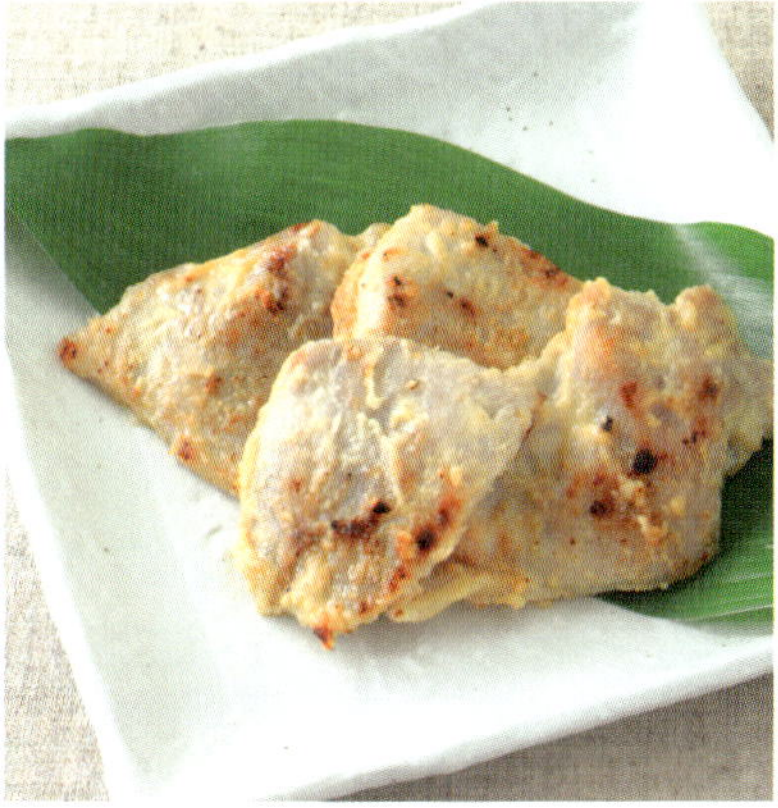

《材料》　２人分
鶏むね肉……220g
こしょう……少々
味噌……15g
みりん……大さじ 1
日本酒……大さじ 1
オリーブオイル
……大さじ 1/2

《つくりかた》
1. 鶏むね肉の下処理をする。皮と脂身を取り除き、火が均等に通るよう細かく切り目を入れ、削ぎ切りにする。
2. 1 にこしょうをすり込む。
3. 味噌、みりん、日本酒を混ぜた液に、2 を 20 分程漬け込む。
4. 中火で熱したフライパンにオリーブオイルをひき、肉を焼く。

RECIPE 46 肉・魚おかず

学童期

２種ダレ蒸し鶏

5歳 –

動物性脂質の少ないささみを蒸し、抗酸化作用のある薬味たっぷりのタレと味噌ダレを添えて食べます。

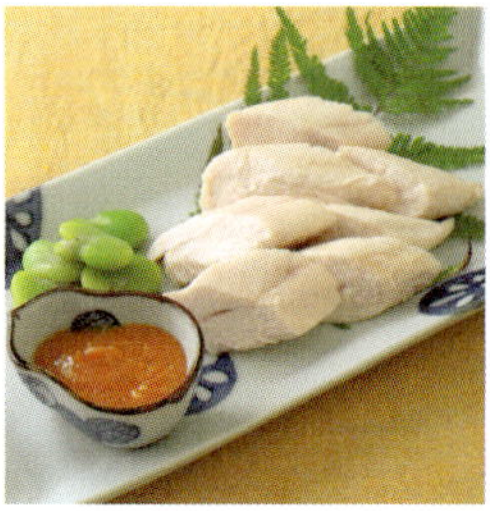

《 材料 》 ２人分

鶏ささみ……200g

日本酒……大さじ１

塩……少々

しょうが……２cm片

レタス……適量

＊薬味ダレ

小ねぎ……２本、しそ……４枚、みょうが……２個、しょうが……２cm片、減塩醤油……大さじ２、亜麻仁油……小さじ１、純正ごま油……小さじ1/3、すり胡麻……少々、レモン汁……少々

＊味噌ダレ

味噌……大さじ１、みりん……大さじ１、水……小さじ２程度、すり胡麻……少々

《 つくりかた 》

1. 鍋底にレタスを敷き、その上に重ならないように鶏ささみを並べる。日本酒を振りかけて蓋をし、鶏ささみに火が通るまで蒸す。
2. 薬味ダレを作る。小ねぎ、しそ、みょうが、しょうがをみじん切りにしてボウルに入れ、残りの調味料を入れてよく混ぜる。
3. 味噌ダレは、すべての材料を小鍋に入れて一煮立ちさせる。
4. 蒸しあがった鶏肉にそれぞれのタレを添える。

RECIPE 47 肉・魚おかず

学童期

金目鯛の煮物

5歳ー

むずかしいと思われがちな「魚の煮物」ですが、お店で下処理をしてもらえばあとは煮るだけ。実は簡単です。タイ、サケ、エビなどの「赤い色」をした魚介には、アスタキサンチン系の抗酸化物質が入っています。

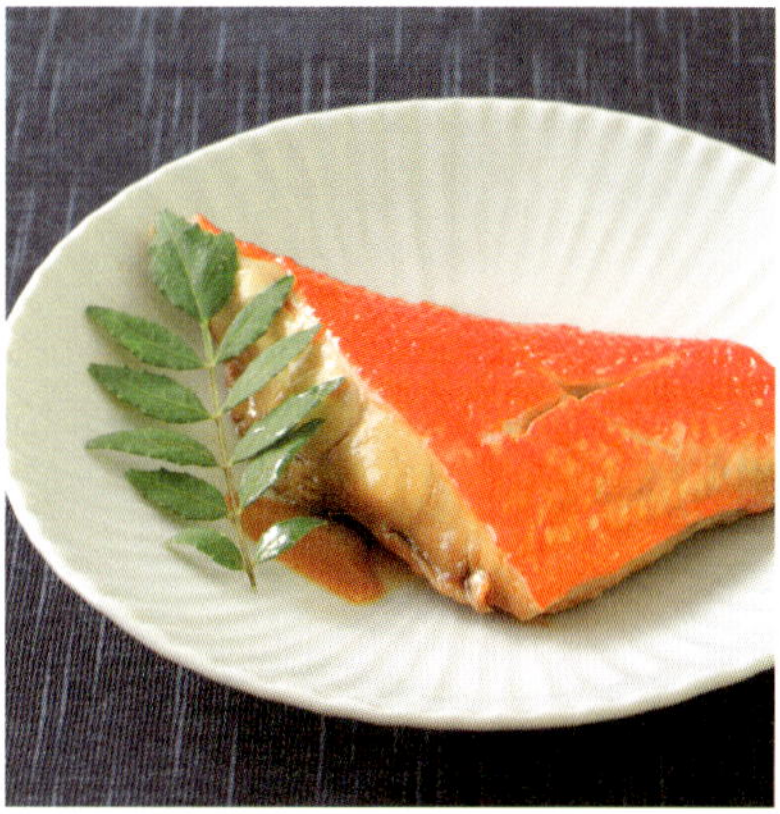

《材料》 2人分

金目鯛……2切れ
しょうが……3cm片
出汁……300cc
減塩醤油
……大さじ2
みりん……大さじ2

《つくりかた》

1. 鍋に出汁、醤油、みりん、薄切りにしたしょうがを入れて一煮立ちさせる。
2. キッチンペーパーで金目鯛の水気を拭き、1の鍋に入れて煮る。全体に火が通り、味が染み込んだら完成。

RECIPE 48 定番おかず

学童期

卯の花

5歳ー

おからと野菜の簡単家庭料理です。おからは、タンパクはもちろん、100グラムあたりの食物繊維量が約12グラム（生おから）と豊富で、良質な抗糖化食材でもあります。

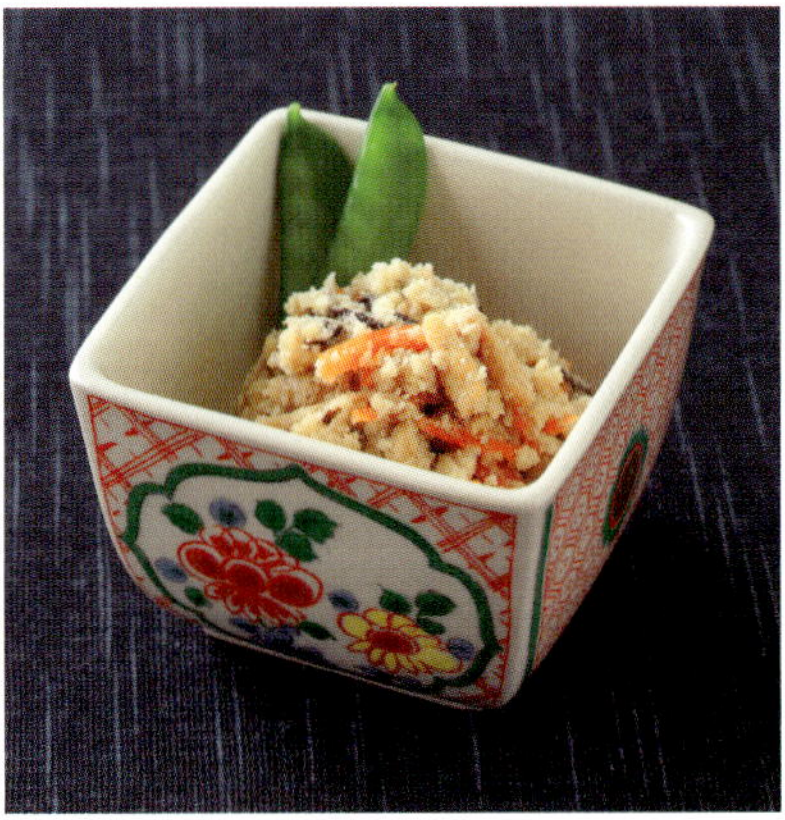

《材料》 2人分

おから……80g
にんじん……1/2本
生しいたけ（大きさにより調整）……4枚
薄揚げ（湯通ししたもの）……1/2枚
絹さや……4枚
出汁……65cc
減塩醤油……大さじ1/2
みりん……大さじ1/2
キビ砂糖 or 甜菜糖……小さじ1

《つくりかた》

1. にんじんを拍子木切りにし、しいたけ、薄揚げは5ミリ幅にカットする。
2. 鍋でおからを煎り、さらさらとしてきたら火を止めて別容器に移す。
3. 鍋に分量の出汁を入れ、醤油、みりん、砂糖と1の具材を入れて煮立てる。煎ったおからを加えて、さらに味がしみ込むまで煮る。
4. 絹さやはすじを取り、熱湯で20秒程色が鮮やかになるまで茹で、冷水にとる。
5. 3を器に盛りつけ、絹さやを飾る。

RECIPE 49 定番おかず

学童期

ほうれん草の胡麻和え

5歳 –

胡麻には、脂溶性の抗酸化物質であるセサミンや、現代人に不足しがちな亜鉛が含まれています。胡麻のかわりにクルミやピーナッツで和えるのもおすすめです。

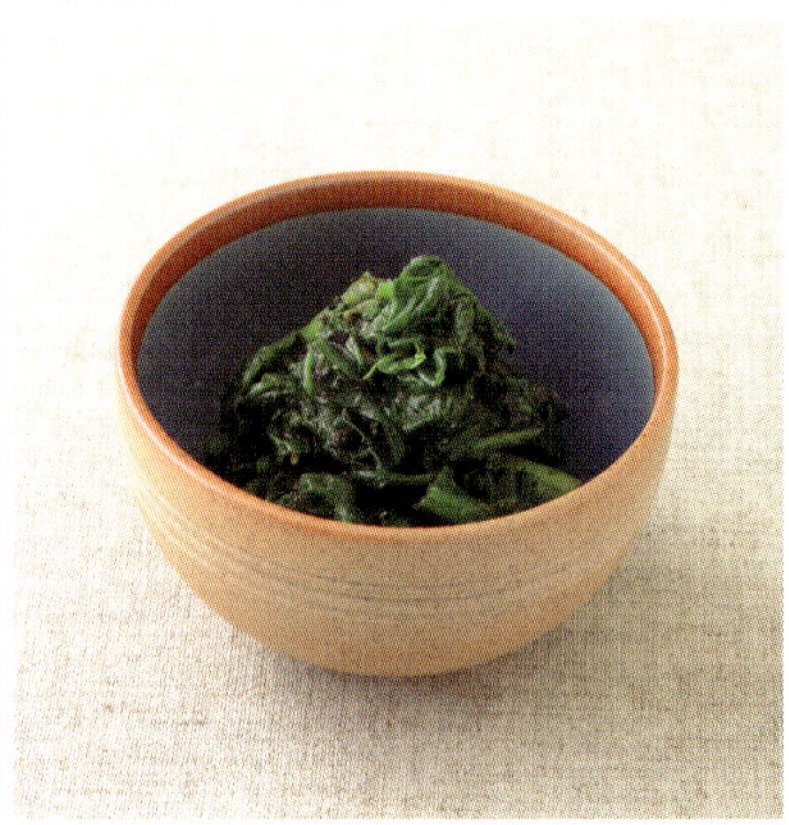

《 材料 》 2人分

ほうれん草……1/2袋
すり胡麻……大さじ2
キビ砂糖 or 甜菜糖
……小さじ2
減塩醤油……小さじ2
塩……ひとつまみ

《 つくりかた 》

1. 鍋に湯を沸かし、塩をひとつまみ入れる。
2. 沸騰したらほうれん草を入れ、鮮やかな緑になるまで10秒程度茹でる。その後すぐに冷水に浸し色止めする。
3. ボウルですり胡麻、砂糖、醤油を混ぜ、3センチ程度に切り揃えたほうれん草と和える。

RECIPE 50 定番おかず

学童期

薬味たくさん冷奴

5歳 –

ジャパニーズスパイスハーブである薬味には、非常に高い抗酸化力があります。オメガ3系オイルである亜麻仁油をかけていただきます。

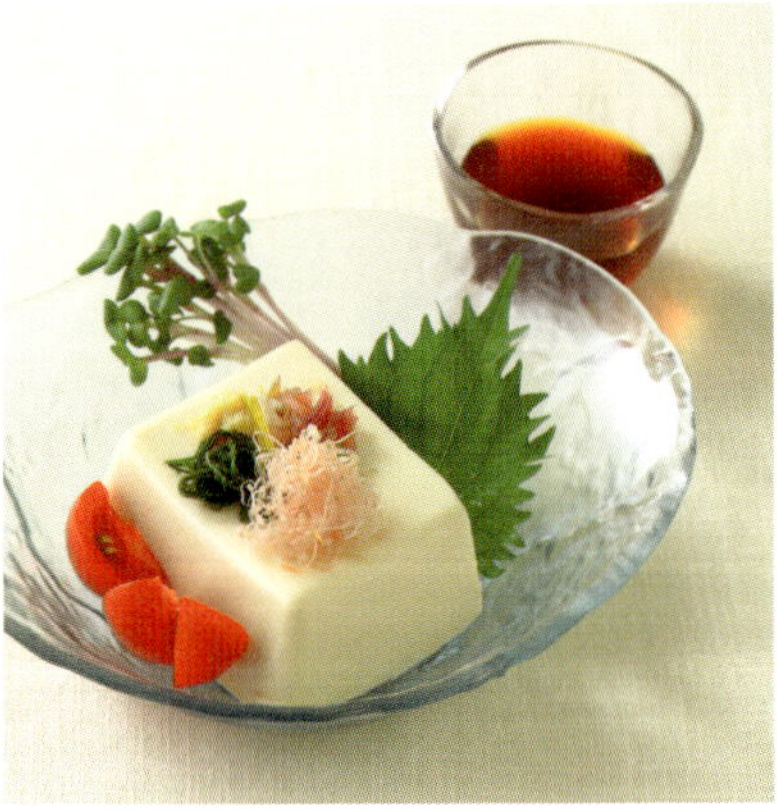

《材料》 2人分
絹ごし豆腐……1丁
ミニトマト……3個
ブロッコリースプラウト
……1/2パック
しそ……2枚
しょうが……少々
みょうが……適宜
わけぎ……適宜
ゆずの皮……少々
減塩醤油……適量
亜麻仁油……小さじ1

《つくりかた》
1. しょうが、みょうが、わけぎをそれぞれみじん切りにする。
2. ゆずの皮はおろし金などですりおろす。
3. ミニトマトは4等分にカットし、ブロッコリースプラウトは根を落とす。
4. 豆腐に1と2の薬味をのせ、ミニトマトとブロッコリースプラウト、しそを添える。
5. 減塩醤油と亜麻仁油をかける。

RECIPE 51 五感を刺激し脳を活性化！（辛味）

学童期

桜エビとブロッコリースプラウトのマリネ

5歳 –

抗酸化作用のある桜エビと、免疫を強化し脳の発達を促すブロッコリースプラウトを使った、5分でちゃちゃっと作れるレシピです。ピリッと辛いこしょうが隠し味。

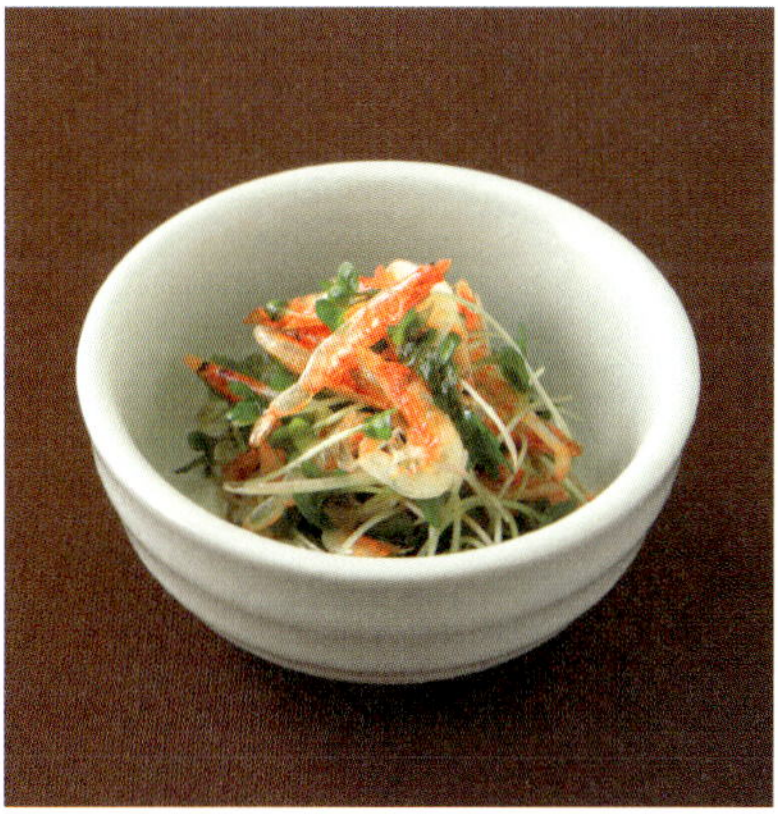

《材料》 2人分

干し桜エビ……40g
ブロッコリースプラウト……1パック
こしょう……少々
レモン……小さじ2
亜麻仁油……小さじ2

《つくりかた》

1. ボウルに根を切ったブロッコリースプラウトと桜エビを入れる。
2. こしょうを振り、レモンと亜麻仁油をかけてよく混ぜる。

RECIPE 52 五感を刺激し脳を活性化！（酸味）

学童期

きゅうりとワカメとシラスの酢の物

5歳－

酢の物を常食すると、味覚が発達して脳も活性化します。具をタコやしょうがにするなど、あらゆる食材でアレンジできます。

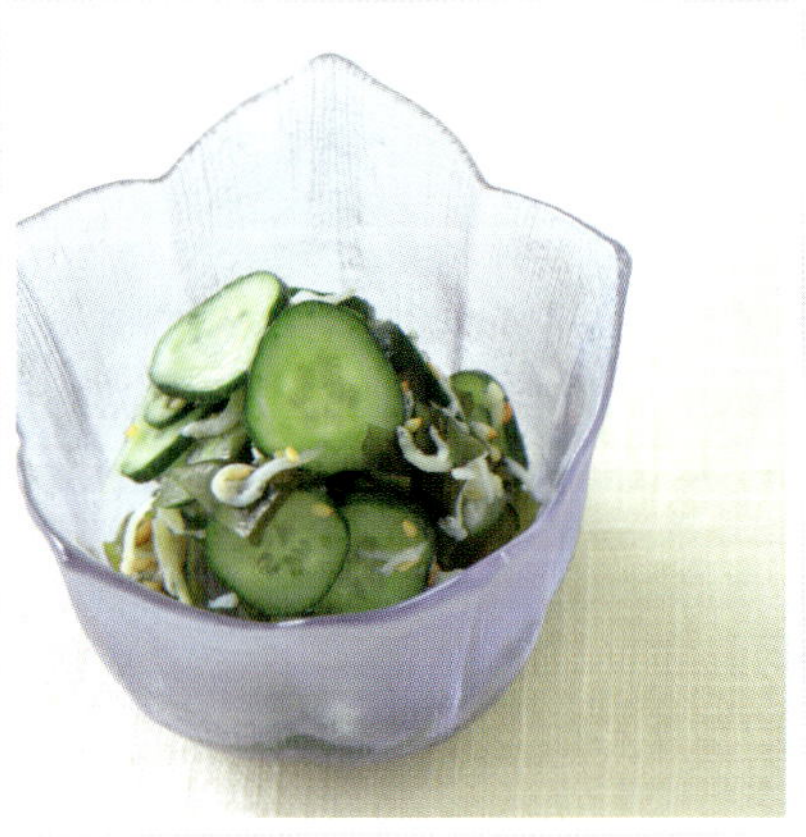

《材料》 2人分

きゅうり……1本
乾燥ワカメ……10g
シラス……50g
塩……小さじ1/2
米酢……100cc
キビ砂糖 or 甜菜糖……大さじ1
いり胡麻……適量

《つくりかた》

1. 乾燥ワカメを水でもどす。
2. きゅうりを薄い輪切りにして塩を振る。しんなりとしたら水気を軽く絞る。
3. 米酢に砂糖を溶かし、そこにきゅうりとワカメ、シラスを入れて混ぜる。
4. 器に盛って、いり胡麻をかける。

RECIPE 53 五感を刺激し脳を活性化！（辛味） 学童期

豆苗の浅漬け 5歳ー

豆苗《とうみょう》はえんどう豆の新芽で、ビタミン、ミネラルをバランスよく含む優秀なお野菜です。根元から5センチくらいで切り、根の部分を水のはった器に入れておけば1週間ほどで生長し、2回程収穫できます。

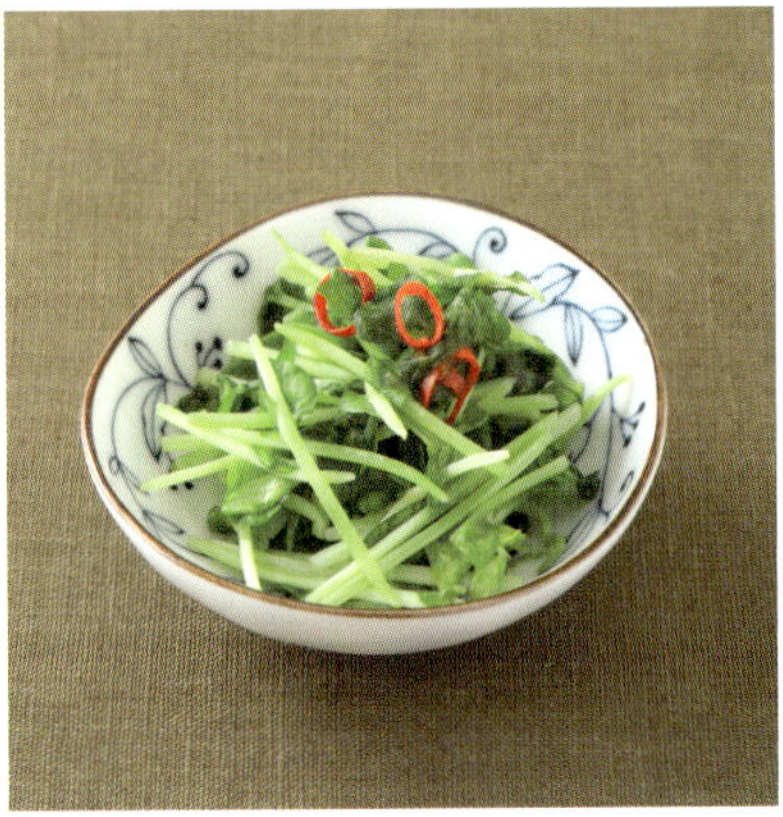

《材料》 2人分

豆苗……1パック
塩……小さじ1
鷹の爪……適量

《つくりかた》

1. 豆苗は根元を落とし、6センチに切りそろえる。
2. ジッパー付きの保存袋に1の豆苗を入れ、塩を加えて軽くもむ。最後に輪切りにした鷹の爪を入れ、冷蔵庫で30分程漬ける。

RECIPE 54 五感を刺激し脳を活性化！（辛味）

学童期

野菜の浅漬け

5歳ー

冷蔵庫にある野菜を、浅漬けにして少しずつ食べます。七味唐辛子は抗糖化に適したスパイスです。

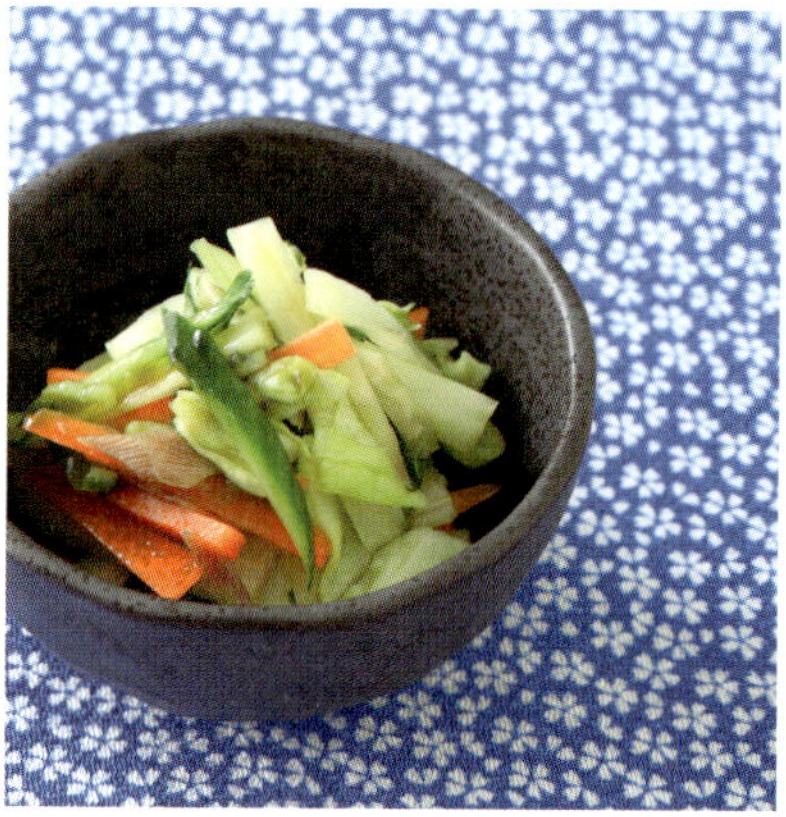

《材料》 2人分

キャベツ……4枚
にんじん……1/2本
セロリ……1/2本
しそ……4枚
みょうが……2本
しょうが……2cm片
塩……小さじ1/2
七味唐辛子……少々

《つくりかた》

1. キャベツ、にんじん、セロリ、しそ、みょうが、しょうがを細切りにする。
2. ジッパー付きの保存袋に1の野菜を入れ、塩を加えて軽くもむ。冷蔵庫で20分以上漬ける。
3. 野菜類から出た水を絞り、器に盛りつけ七味唐辛子をふる。

RECIPE 55 五感を刺激し脳を活性化！（辛味）

学童期

れんこんの蒲焼き

5歳 –

れんこんをうなぎの蒲焼きに見立てた、精進料理の一つです。粉山椒のピリッとした辛味と共にいただきます。れんこんはビタミンCや食物繊維が豊富ですが、糖化につながるＧＩ値も比較的高く、食べ過ぎには注意です。

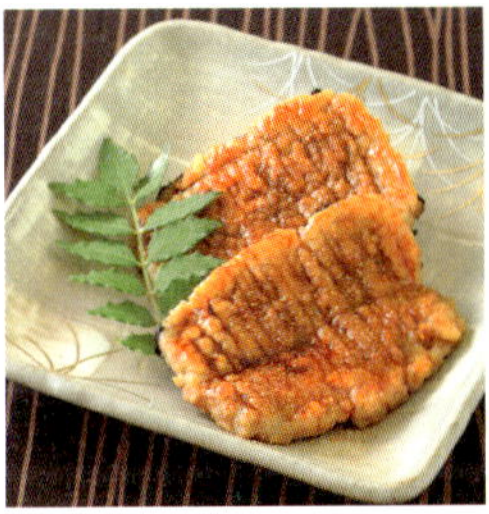

《 材料 》 ２人分

れんこん……１節
（20cm 程度）
木綿豆腐……1/4 丁
焼きのり
……太めの
短冊サイズ４枚
昆布（粉末）
……小さじ１
そば粉……大さじ１
粉山椒……少々
純正ごま油……15cc
蒲焼きのタレ
（醤油：砂糖：みりん＝１：１：１を煮詰めたもの）

《 つくりかた 》

1. ペーパータオルを２重に巻いた豆腐をザルなどの上にのせ、冷蔵庫で１時間以上しっかりと水切りする（重石をのせると時間が短縮できる）。
2. 洗ったれんこんの皮をむき、おろし金などですりおろす。ペーパータオルで水気を軽く絞る。
3. 水切りした豆腐をすり鉢に入れ、すりこぎでペースト状にする。
4. ボウルに２のれんこんと３の豆腐を入れ、木べらでよく混ぜる。途中、粉末昆布とそば粉を加えてさらによく混ぜる。
5. 焼きのり（１枚）を手の平に置き、４を厚みが６～７ミリになるように均等にのばす。包丁を軽くあてて、うなぎ風の切り目を入れる。
6. 熱したフライパンに分量のごま油をひき、のりが上になるよう身の部分から焼く。こんがりと焼き目がついたらひっくり返して、のり側の面も焼く。
7. 蒲焼きのタレをフライパンに入れて６に絡める。
8. 皿に盛りつけ、粉山椒をふる。

RECIPE 56 お手軽おやつ

学童期

手作りエビせんべい

5歳－

抗酸化作用の高い桜エビを使った、添加物不使用、天然の塩味のみのエビせんべいです。

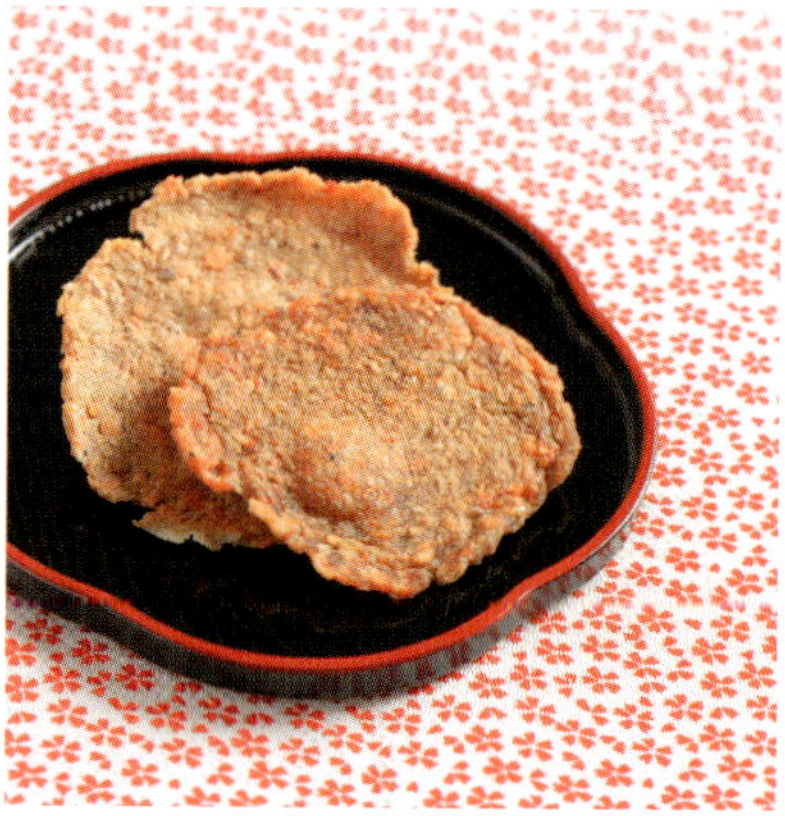

《材料》 5枚分

生の桜エビ……50g

(干した桜エビの場合は10g)

本葛粉(なければ片栗粉)

……50g

水……40cc

《つくりかた》

1. 桜エビをみじん切りにする(ミルやミキサーで砕いてもOK)。
2. ボウルに本葛粉と水を入れ、1のエビを加えてよく混ぜる。
3. 2を5等分にする。
4. 熱したフライパンに3を入れ、オタマの背で丸く平らにのばしてパリパリになるまで焼く。

RECIPE 57 お手軽おやつ

学童期

ミックスナッツ

5歳ー

ナッツ類には良質のオイルが含まれています。しかし、幼いお子さんは気管につまらせることがあるので、必ず5歳以上になってから食べさせましょう。アレルギーが心配な方は、一かけらからスタートして徐々に量を増やしていきます。

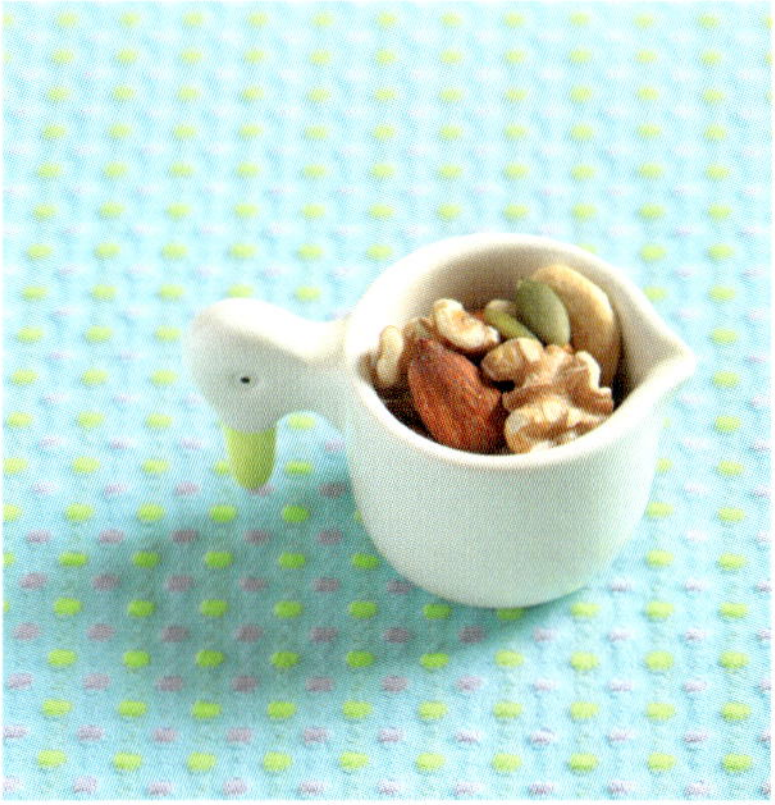

《 材料 》
アーモンド
カシューナッツ
くるみ
マカダミアナッツ……各適量
※ナッツは、選び方が大切です。可能であれば無塩タイプ、ノンローストのものを選びましょう。

《 つくりかた 》
1. ナッツ類を器に入れる。

RECIPE 58 お手軽おやつ

学童期

アップルローズ

5歳－

見た目が華やかだと、それだけでお子さんの食欲もわきます。一緒に手作りすることで、より食べる楽しさが増します。

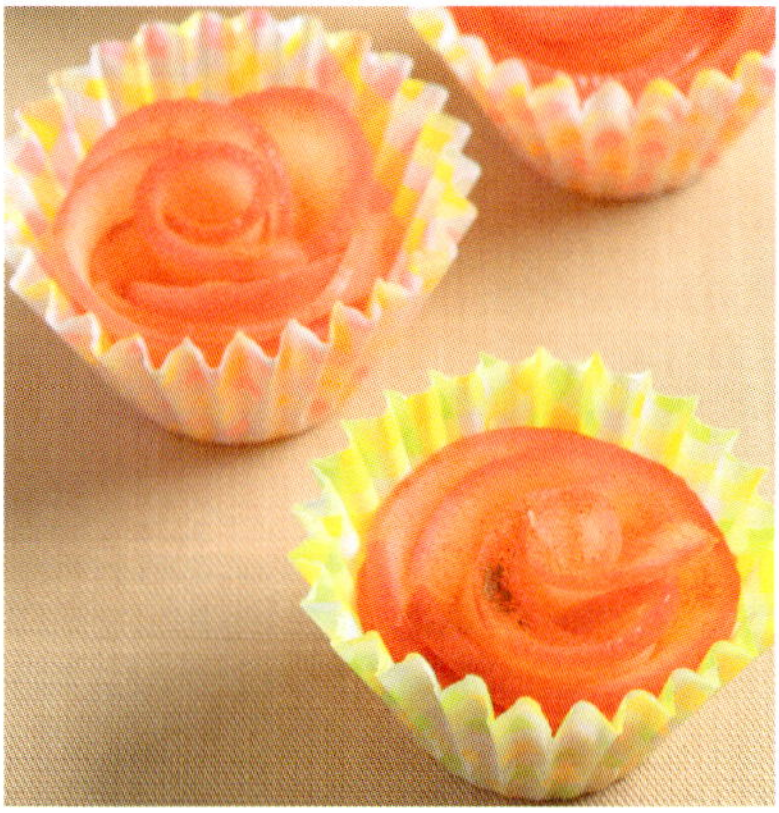

《材料》 2人分

りんご……1/2個

レモン汁……小さじ2

シナモン……適量

《つくりかた》

1. りんごは縦半分に切り、芯取りやスプーンなどで種と芯の部分を除き、1.5ミリ幅にスライスする。
2. 1のりんごを鍋に入れ、レモン汁とシナモンを加えて弱火で煮る。
3. りんごが透き通ってきたら火を止め、耐熱カップに外側からりんごを並べる。内側に向けて少しずらすように重ねていくのがポイント。
4. 180℃で予熱したオーブンに3を入れ15分程焼く。

06

子どもに料理をさせよう！

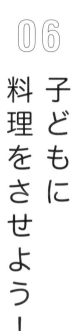

子どもの頃から料理ができると将来まで健康に

幼いときから料理に親しんでいると、食材の知識が自然と身につき、栄養について考える機会も増えます。そうしたお子さんは大人になってからも、体に良い食材を吟味して買うことができ、料理を作ること自体に抵抗感がありません。

わたしは、子どもの頃から料理をする習慣が身につくと、生きていく上での力になると考えていました。25年程前に『坂本廣子の台所育児　一歳から包丁を』（坂本廣子、農山漁村文化協会）という一冊の本に出会い、それからそこに書かれてある通りに、子どもたちに1歳から包丁を持たせ、料理を教えてきました。

当時、わたしは2人の子どもたちを自宅近くの保育園に預けて働いていました。毎日バタバタで、とても時間の余裕なんてありませんでした。

しかも相手は子どもです。料理を教えるのは一苦労。最初は手間も時間もかかりましたが、結果的には親子とも料理を楽しむことができました。

わたしは「料理ができることは生きる力につながる」と考えていました。こうした考えはけっして間違いではなかったのです。すでに成人したうちの子どもたちは、和洋中どんな料理でも自分で作りこなすことができます。わたしが仕事で帰りが遅くなったときなど、晩御飯を作り置きしてくれていたこともあります。

わたし個人の実感としてだけでなく、「子どもの頃に料理ができるようになると、より健康的に過ごせる」という研究報告もあります。[*23]「料理をすることは心と体のエンパワーメント（＝力づけること）である」と、わたしは思っています。

２０１２年には、大人でも週に5回以上自宅で料理をする人としない人とでは、習慣的に料理をする人のほうが「元気で長生きする」という研究結果が出ました。これは台湾とオーストラリアの研究チームが65歳以上、約１９００人を対象に10年間フォローした調査の結果です。[*24]

また、自分で料理ができると、健康的になるだけでなく、経済的な負担も減らせます。手料理は外食に比べて安くつきますし、自ら食材を選ぶこともできます。塩分や甘味を抑えたメニューにすることで、将来的な病気を予防する意味でもとても大きな節約になるのです。

幼児に料理を教える5つのコツ

とはいえ、人に料理を教えるのはなかなか根気と時間のいる作業です。相手が集中力の続かない、幼いお子さんであれば尚更でしょう。

ここでは、お子さんに「怪我をさせたらどうしよう」「どうやって教えればいいのかわからない」という親御さんのために、「幼児に料理を教える5つのコツ」をお伝えしたいと思います。

1つ目のコツ　「注意事項は当日ではなく、前日までに伝える」

まずは、親御さん自身が、「いつ、お子さんと料理をするのか」を前もって決めておきましょう。当日になってあれこれ注意事項を説明するのではなく、前日までに包丁を使う上で気をつけるポイントなどを説明するようにします。

たとえば、わたしはこんなふうに子どもたちに伝えていました。

「今度の土曜日にお昼ごはん一緒に作ろうね。包丁を使うよ。包丁は野菜やお肉を切るものだけど、手や指も切れるからふざけると危ないよね。包丁を持つときはしっかり握ること」

「包丁を置くときには必ず自分がいる側と反対側に刃を向けて置こうね。包丁を絶対に人に向けないことだよ。包丁で切るときには、左手（利き手ではないほうの手）の指先を丸めて、『猫の手』ポーズをするのを忘れないようにしようね」

口で言ってもすぐにはピンとこないかもしれません。その場合は、画用紙などに簡単な絵を描いて見せると伝わることがあります。

2つ目のコツ 「当日、料理直前に注意事項をおさらいする」

料理をする当日は、作業前にもう一度包丁の持ち方、置き方、切り方を簡単に復習します。そうすることで、いざ調理を始めてからの作業がスムーズになるからです。

いまは幼児用の包丁も売っていますので、それらを入手するのもいいでしょう。ただし、指を切っては危ないと切れない包丁を持たせるのは、余分な力が入り、かえって怪我をしやすくなってしまうので避けましょう。

3つ目のコツ **「正しい姿勢で料理する環境を整える」**

作業台とお子さんの身長が合っていないと、無理な姿勢で料理を作ることになり「怪我の元」です。

目安は、まっすぐにお子さんが立ったときに作業台がおへそのあたりにくる高さ。作業台がおへそよりも高い位置にある場合は、滑りにくく安定した踏み台を用意しましょう。

4つ目のコツ **「食材に一手間加えてより安全に」**

きゅうりやにんじんなどの転がりやすい野菜は、あらかじめ縦半分にカットしておくと、お子さんはグラグラすることなく包丁を使えます。キャベツの葉も、親御さんがあらかじめ10センチ程度に切り揃えておけば失敗しません。

ただ、いつもお料理の「おいしいところ」だけをやらせるのは考えものです。適宜、野菜を洗う工程、キャベツの葉を一枚ずつ剥がしていく工程なども分担し、最後までやり遂げたときには目いっぱいほめてあげてください。

5つ目のコツ 「〝清潔を保つ〟ことの大切さを伝える」

料理をすると必ず、素手で食材に触れたり、調理道具を洗ったりする場面が出てきます。このタイミングで、「口に入れるものは清潔に扱う」という、生きる上で大切な知恵を伝えていくのが大切です。

「料理の前には必ず石鹸で手を洗おうね」「清潔なタオルで手を拭こうね」と話しかけ、エプロンのポケットに手拭き用のタオルをかけるよう教えるのもいいでしょう。

お子さんが自分で料理ができるようになるのは、「女子力」を上げるためではありません。性別にかかわらず、自分で料理ができることは「生きる力」につながります。

そして、わたしがいま、当時を振り返って思うのは、わたしの人生で一番幸せなひとときは、あの頃子どもたちと一緒に料理をしていたときだということです。

子育て中のみなさんには、後悔することのないよう、いましか持てないお子さんとの時間を、思い切り楽しんでいただければと思います。

Chapter

4

第4章

「体」「脳」「心」の力を発揮する食べ方

どんなに栄養満点の食事でも、お子さんが実際に食べなければ意味がありません。この章では、「食べ方」に関する「7つの“こ食”」という考え方や、多くの親御さんが日々悩みの種にしているお子さんの「食べムラ」「遊び食べ」「偏食」対策をご紹介します。

01

避けたい7つの〝こ食〟

子どもの食事は車のガソリン補給とはちがう

相模女子大学栄養科学部健康栄養学科教授の堤ちはる先生は、赤ちゃんの味覚の発達について次のようにおっしゃっています。

わたしたちが食事をするのは、車にガソリンを補給するのとはわけがちがう。「エネルギーや栄養素を補給する場」の意味はもちろん、食卓を囲む場には、家族や友人らとの「コミュニケーションの場」「マナーを身につける教育の場」の意味もある――。

堤先生は、それをとてもわかりやすい「避けたい7つの『こ食』」にまとめられています。

お子さんが避けたい〝こ食〟とは、「孤食」「個食」「子食」「小食」「固食」「濃食」「粉食」の7つです（図4）。

❶「孤食」……一人きりで食べる

家族と一緒の食事は、マナーや栄養バランスの問題を解消できるだけでなく、食欲

［図4］

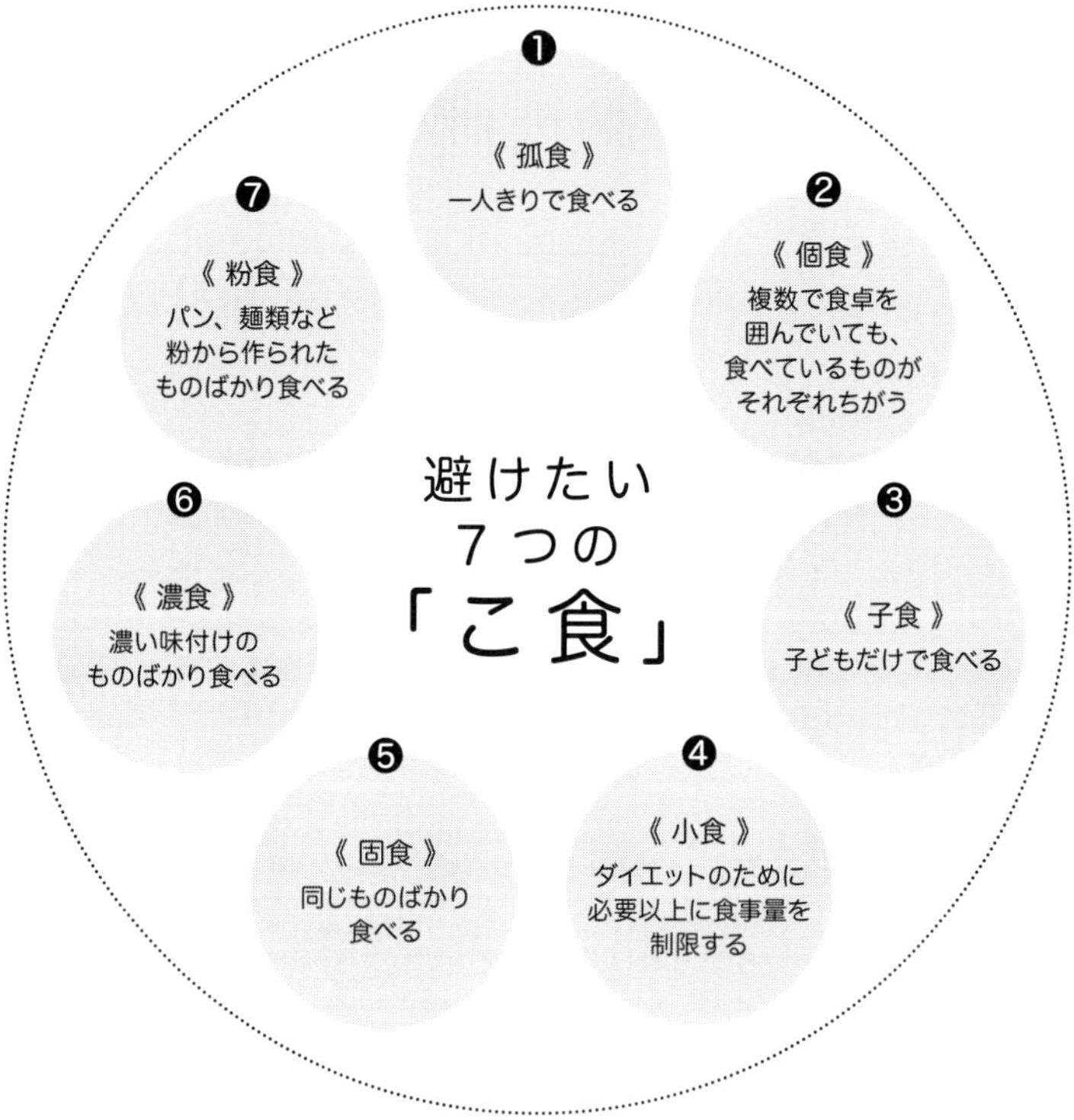

食事は、エネルギーや栄養素の補給の場、家族や友人らとのコミュニケーションの場、マナーを身につける教育の場でもある。
出典：日本子ども家庭総合研究所　堤ちはる（2011）

が増し、協調性やコミュニケーション能力も育ちます。一人で食べる「孤食」では、食事のマナーが身につかず、つい好きなものを好きなだけ食べてしまいがちです。

❷「個食」……複数で食卓を囲んでいても、食べているものがそれぞれちがう

家族や友人と同じ食卓を囲んでいても、それぞれが食べたいものを食べていては、食べたことのないものや苦手なものを食べる機会が減り、好きなものだけを食べるので栄養バランスが悪くなります。

「ボクはハンバーグが食べたい！」「ワタシはサラダだけでいい！」と言い張っても、食と栄養に関しては子どもにイニシアティブを持たせないほうがいいでしょう。こと「食と栄養」に関して、お子さんはまだ、主体性を発揮して責任を持って主張するだけの情報や判断力を持ち合わせていません。それぞれのご家庭でどのくらい食や栄養について教育をしているのかにもよりますが、わたしは親がしっかりとコントロールすることが大切だと考えています。

「○○ちゃんちは、○○ちゃんの好きなものを自分の部屋で食べてるんだよ！」とお子さんに言われても、「よそはよそ！　うちはうち！」と、毅然とした態度をとりま

しょう。それがお子さんの将来的な健康のためであり、健康管理ができると学校の成績にもよい影響を与えます。

❸「子食」……子どもだけで食べる

子どもだけで食べると、好きなものばかり食べてしまい、行儀や栄養バランスが悪くなりがちです。また、姿勢が悪くなりやすいため側弯《そくわん》（背骨が曲がる）や巻き肩（肩が内側に巻く）のリスクも上がります。

❹「小食」……ダイエットのために必要以上に食事量を制限する

メディアの情報や自己流の方法で食事制限をすると、必要な栄養が十分に摂れず、栄養不足・低栄養・栄養障害になることがあります。体重はある程度落ちても、健康面ではむしろマイナスということも多いのです。「やせること」よりも「健康」を優先し、減量すべきかどうかを含めて専門家に相談できるといいですね。

わたしのクリニックでは、体組成計で身長・体重・ＢＭＩだけでなく体脂肪・筋肉量・除脂肪体重などを診て、採血や他の検査の結果と合わせて、健康になるための、あるいは健康を維持増進するための食べ方を指導しています。

❺「固食」……同じものばかり食べる

食べもののマンネリ化を防ぐのはなかなかむずかしいことです。しかし、多種多様な食材を食べると、より多くの栄養素が摂れます。あえていつもとはちがうスーパーへ行き、野菜コーナーで普段手にしない食材を購入してみませんか。いつもとはちがった発見が得られるかもしれません。

❻「濃食」……濃い味付けのものばかり食べる

濃い味付けのものを好むと死亡率が上がります。第1章でも書きましたが、日本人の平均塩分摂取量は一日10グラムで、WHO（世界保健機関）の目標は一日5グラムです。塩分は、心臓や血管の病気、胃がんとも関連し、血圧の上昇とは別に「炎症」をもたらすことが研究で報告されています。[*25]

「ご飯がすすむ」系の市販のおかずは味が濃く、白米の摂取量も増えてしまいます。濃い味、大盛りの白いご飯は、将来的な健康を考えるとあまりおすすめできません。

❼「粉食」……パン、麺類など粉から作られたものばかり食べる

精製された小麦粉食品ばかり食べていると、「糖化」が進みます。また、タンパクや食物繊維、微量栄養素が不足するので病気のリスクが全体的に上がります。最近では、真っ白いふわふわのパンや白い麺類以外にも、全粒粉パンやライ麦パンなどの精製されていない穀類系パン類、お豆腐から作った麺やかんぴょうなどの低糖質麺も売られています。

わたしのおすすめは、自宅で家庭用パン焼き器などを使って、添加物などの一切ないパンを作ることです。全粒粉やくるみなどの材料を入れてボタンを押すと、ゴトンゴトンと音はしますが、あとはマシンが勝手に焼きあげてくれます。家の中に焼きたてパンの香りが充満してなんとも幸せな気分になります。

しかし、やはり炭水化物はほどほどに。最近の研究では、炭水化物を多く食べる人は総死亡率が高いという報告もあります[*26]。これは10年間、18ヵ国の延べ13万5000人以上の人たちの食事の記録と死亡率・心血管疾患をみた研究です。

02

「食べムラ」「遊び食べ」「偏食」はこう改善する！

「食べムラ」対策2つのポイント

あるときはパクパク食べたのに、別のタイミングであげると、同じ食事にもかかわらずまったく食べない、ということがあります。これが「食べムラ」です。

離乳食の頃は食べムラがつきものですが、特に2歳児頃に、一時ネオフォビア現象といわれる、新しい食材、新しいものを怖がりイヤがる時期がやってきます（全員ではありません）。

しかし、それ以前の生後5〜6ヵ月からいろいろな食材を離乳食に取り入れておくと、味覚の発達が促され、イヤイヤ期をすぎてからもいろいろな食材を食卓に出すことで次第に食べられるようになっていくようです。

このように、「食べムラ」がお子さんの成長段階のどこで起こっているかにもよりますが、対策のポイントはざっくりと2つです。それは、「しつこくあげ続ける」「〝食事＝楽しい〟を印象づける」ことです。

ポイント1　しつこくあげ続ける

離乳食をスタートしてすぐのゴックン期（生後5〜6ヵ月）の赤ちゃんは、〝べえっ〟と吐き出すのが自然な反応です。赤ちゃんにとっておっぱいやミルク以外は異質であり異物ですから、たいていの赤ちゃんはイヤがるものです。

ただ、親御さんはこうした反応に少なからず驚くようです。「離乳食のレシピを見ながら一生懸命あげたのに、思っていた以上に食べてくれない」と言って、思い悩んでしまいます。

しかし、誰だって生まれて初めて口に何かを入れられたらイヤだと思うに決まっています。それを、「うちの子は食べない」「離乳食が進まない」と考えていては、親御さんのほうがイヤになってしまいます。

手をかえ品をかえ、とにかくめげずにあげ続けてください。たとえそれが年単位になったとしても、食材が目に触れる機会が増えることは確かで、それには意味も意義もあります。この時期の食べムラ対策は、食べた・食べないに一喜一憂しない強いマインドで、「しつこくあげ続ける！」に尽きます。

ポイント2 〝食事＝楽しい〟を印象づける

もう一つの食べムラ対策は、「〝食事＝楽しい〟を印象づける」方法です。それには、味や食感など以前に、「雰囲気づくり」が重要です。

雰囲気作りの一番のポイントは、お子さんと食卓を囲む大人が、「食べるってすっごく楽しい！」という前向きな気持ちで日々の食事に向き合うことです。

具体的には、「今日は卵の黄身だよ！　きれいな黄色だね！　栄養がたくさんつまっているよ！　あ〜ん！」といった具合に盛り上げるのも一つです。

「仕事から帰ってきてこっちも疲れているのに、そんな演出やってられない」と思うかもしれませんが、親御さんが前向きに食に向き合う姿勢さえ見せていれば、実際にはそこまでエネルギーを使わなくても、その気持ちはお子さんにも伝わっています。

お子さんは、親御さんの反応で物事を判断しています。「ほら、おいしいよー」と言われて食べる食事と、「どうせ食べてくれないだろうな」とナーバスな顔ですすめられた食事には雲泥の差があります。ナーバスな顔ですすめられたとしたら、お子さんは「何だろう？　この怖いものは」と思って、当然なのです。

また、離乳期にはパクパク食べていたのに、1歳半を過ぎた頃から急に食べたり食べなかったりの食べムラが出てくることもあります。その場合も基本的には一つ目のポイントと同じく、「めげずにしつこく食卓に出し続けること」です。

お子さんが口にしなかった食べものを、親御さんが「この子はこの食べものが嫌いなんだわ」と勝手に決めつけて食卓に出さないのは、もったいないことです。「一度イヤがった食べものでも続けて食卓に出し続けていると、多様な食生活を生涯にわたって送ることができる」という研究もあるのです。

イヤがったものは何かに混ぜたり、翌日や、もう少し後になってからまたあげてみたりしましょう。雑穀入りのご飯に、そのままではお子さんが食べない野菜などを混ぜても構いません。素材そのものを味わうことはできなくなりますが、食べないよりはずっといいでしょう。イヤイヤ料理をしていると親御さんの心も折れてしまいますから、料理することそのものを楽しくできる工夫を見つけられるといいですね。

「遊び食べ」対策2つのポイント

食べ方のしつけにこれといったきまりはありません。ですが、やってはいけないことをしたら「いけない！」と、子どもの目を見て真面目な顔できちんと伝えるのが大切です。

赤ちゃんは生まれたその日から、自分の周囲で起きていることを一つひとつ観察し、記憶しています。実は、周りで起きていることはすべてわかっているのです。赤ちゃんにとって、ママが優しい声で優しく温かく話しかけてくれているときが一番うれしく、逆に、ママにビシッとした声で少し怖い顔をして言われるのは避けたい、悲しいことだと思っています。

0〜2歳児はとにかく汚します。食べものを床にわざと落としたり、投げたり、こねたり、混ぜたり、いろいろやってくれます。

とにかく食べてくれればいいとまったく注意しない親御さんもいますし、すぐにこまかく注意する親御さんもいます。「きちんと伝える」「ほめる」のスタンスは、そのご家庭それぞれだと思います。

ただ、遊び食べ対策として押さえておきたいポイントは、「その場できちんと伝える」「その場でほめる」を徹底することです。

ポイント1 その場できちんと伝える・その場でほめる

当たり前のことですが、良いことをしたら優しく温かくほめ、いけないことをしたらきちんと伝えましょう。きちんと伝えるときは怒りをぶつけるのではなく、冷静に。

そして、「きちんと伝える」「ほめる」ときに覚えておきたいのが、「その瞬間、その場で」ということです。

たとえば、「後でパパが帰ってきたら怒られるわよ！」では、まったく効果がないばかりか悪い影響しか与えません。本人が脇に逃れて父親を裁判官にしている様子をお子さんは見ています。責任逃れをせず、お子さんと向き合いましょう。

そして、お子さんが何かいけないことをした場合には、必ず「その瞬間、その場で」注意します。というのも、子どもは自分のやったことと、いけないことの因果関係を認識できないからです。

これはほめるときも同じで、やはり、その瞬間、その場で「えらい！」とほめることが大切です。

同様の理由から、後に引きずらないことも大切です。

「まったくあなたは、先週も遊んでたわよね！」と言っても、子どもは過去に遡って反省することができません。

しかし、ときにはそもそもやっていいことと悪いことがわかっていない場合もあると思います。それにもかかわらず叱りつけては、「なんだかわからないけど怒鳴られた」という、イヤな記憶だけが残ってしまいます。

それを解決するには、月齢・年齢にもよりますが、「〇〇家家訓」を、食卓からみんなの見えるところに貼り出すのがおすすめです。家訓はちょっと、というのなら、「〇〇家のお約束」でもいいでしょう。そこにはこんな内容を書いておきます。

〇〇家の4つのお約束

1　食べもので遊ばない

2　食べものを投げない、捨てない

3 食べるときはすわって食べる
4 食べるときは背中をまっすぐにして食べる

ポイントは、親から一方的に押し付けるのではなく、あらかじめ家族で話し合った約束を「公布」することです。1歳以上のお子さんなら大きな字ではっきりと書いてあれば、次第に理解できるようになります。

こうすることで、食事中に背中を丸めて食べていたとしても、「ちゃんとした姿勢で食べなさい！」と言わずに済みます。「我が家のお約束だから背中をまっすぐにしなさいね」と、冷静に伝えるだけで済むからです。きっと、以前よりも小言が減り、楽しい食事の時間になると思います。

この貼り紙作戦は、米国の脳障害児の研究所で、障害のある子どもたちの社会参加プログラムとして長年おこなわれていた方法です。ぜひ、ご家庭でも取り入れてみてください。

ポイント2 注意は貫徹する

「その場できちんと伝える、ほめる」とともに意識していただきたいのは、「注意は貫徹する」ことです。

「今日は例外。いまだけ特別」は、お子さんには通用しません。

たとえば、料理中にお子さんがキッチンへやってきたので、親御さんが「味見」といって甘いものをあげたとします。親御さんとしてはちょっとした例外のつもりでも、一回でも「こうしてもらえた」「おいしい！　うれしい！」とお子さんが学習すれば、翌日にも同じようにしてもらえるものと思ってしまいます。そして一度したことをしてもらえなければ、今度は不満を持つようになります。

ですから、やってほしくないことは、最初からやらないほうがいいのです。

そこをなあなあにしてしまうと、3歳や5歳になって手に負えなくなります。急に厳しくしつけようにも、お子さんとしてはいままではOKだったものが、「急に厳しくなった」と感じて不満ばかりが募ります。その頃には反抗心も出てくるので、親御さん自身も大変です。

「偏食」対策3つのポイント

子どもの食べものの好き嫌いは親の悩みです。せっかく一生懸命作ったのに「食べない」となると、親のほうも作る気が失せ、もうその料理は出したくなくなるかもしれません。

しかし、ここでも基本は食べムラ対策と同じです。嫌いな食材でも何度でもめげずに食卓に出すことです。ただし、偏食対策では、さらに3つのポイントを意識してみると効果的です。それは、「〝誰のために食べるのか〟を明確にする」「子どもの価値観に合わせた工夫をする」「食材を育てる」です。

ポイント1 〝誰のために食べるのか〟を明確にする

「お願いだから、食べて!」そう言ってお子さんに「お願い」する親御さんをよく見かけます。それで一口食べると、今度は「やっと食べてくれたわ」「ありがとう」と言うのです。

食事は親に頼まれてするものでしょうか。お願いされて食べるような状況で、本当にいいのでしょうか。

偏食対策には、まず「〝誰のために食べるのか〟を明確にする」必要があります。偏食ばかりして困るのは親御さんではありません、お子さんです。それを伝えるには、「食べなさい。あと一口食べなさい」と表現するだけで十分です。

また、「食べること」を子どもとの取引材料に利用する親御さんもおられます。「このブロッコリーを食べてくれたら、今度の日曜日にアイスクリームを買ってあげる」と交渉するのです。やめましょう。生きるために不可欠である食べることが取引材料になると、人生の他のことも取引で乗り切ろうとします。人生は取引ではありませんよね。

幼いうちに取引ばかりしていると、そのうち「勉強したらゲーム機を買ってあげる」というのが当たり前になるでしょう。勉強はゲームのためにするものではありません。

重要なのは、「誰のために言っているのか？」ということ。お子さんの将来に重要だと思えば、その場では少々厳しいように感じても、しっかりと伝えてあげるのが本人のためです。

ポイント2 子どもの価値観に合わせた工夫をする

偏食を改善するには、お子さんの価値観に沿う工夫も必要です。「トマトは栄養がいっぱいだから食べようね」と言うより、「これを食べるとアンパンマンみたいに優しく強くなれるよ」など、お子さん本人の年齢と興味に合わせて、大切に思うことを話しながら食べ進めるといいでしょう。

ポイント3 食材を育てる

自分で野菜を育てる経験もとても有効です。プランターでも、ほかの容器・器でも何でもかまいません。「野菜の土」は近くに園芸店があればそちらで。ネット注文で翌日に届くシステムもあります。土を入れ、野菜の種や苗を植えて水やりをするだけで、しばらくすると可愛い芽が出てきます。間引きをして苗と苗の間にスペースを確保しつつ育てていくと、意外と簡単にミニトマトやピーマン、絹さやなどを育てることができます。

その際には、水やりをお子さんの仕事にして、観察しながらカメラで写すなどの記録をとるのも楽しいものです。自宅栽培なので無農薬でできますし、安心して食べられます。

自分で作った野菜には、お子さんも愛着がわくので、野菜との心理的な距離が縮まります。収穫したら「収穫祭」として、おじいちゃんおばあちゃん、友だちなどと一緒に食べるのも楽しいですね。

また、芋ほり、いちご狩り、ぶどう狩り、お米の苗植え体験、観光農園での収穫体験などに積極的に参加し、野菜や果物を知る機会を意識的に増やしてみるのもいいでしょう。

それ以外に、スーパーへ行ったらお子さんに野菜を選ばせたり、料理するときにはお子さんに野菜を洗わせるのも、食材との心理的な距離を縮める一つの方法です。

よくかんで食べると脳の発達と病気予防にいい

ここまでご紹介してきた「食べムラ」「遊び食べ」「偏食」以外にも、お子さんの

「早食い」「丸のみ」に悩んでいる親御さんがおられるのではないでしょうか。

そうした悩みを解消するためには、まずはお子さんの口の中をよく観察することです。

奥歯（第一乳臼歯）が生えているかどうかを見てください。1歳を過ぎると奥歯（第一乳臼歯）が生え始めて、1歳後半になると上の奥歯と下の奥歯が生えそろい、奥歯で食べものをかむことができます。この奥歯が生える前に硬めの食べものを与えてしまうと、かめないためにそのままゴックンと丸のみせざるをえません。また、上下の奥歯が生えているのにいつまでも柔らかい食べものばかりを与えていると、奥歯を使わなくても済むのでかまないで飲み込んでしまいます。

しかし、しっかり咀嚼することは脳の発達、病気予防、メタボ予防などいくつものメリットがあります。

まず、生後5～6ヵ月で離乳食を始めるときから、「アグアグアグ」と言ってかむことや上顎と下顎を動かすことを食事のたびに示しましょう。ママの下顎を触らせるなどして、ゴックンしてから口をあけて見せる、というようにすると良いです。

もし、すでに3～4歳になっているのに早食いや丸のみをしているようだったら、一口30回かむようにリズムをとってあげるのもいいでしょう。たとえば、「アン・パン・マン・と・バイ・キン・マン・と・ド・キン・ちゃん・と・バ・タコ・さん」。これで15節なので、これを2回繰り返すと30回、そしてゴックン。

あるいは単純に、1から30までリズミカルに声を出して数えて「30、ゴックン」と誘導するのもいいと思います。咀嚼回数30回推奨には、その根拠となる研究報告があります。

アグアグワルツというのもあります。「アグアグアグアグ♪」の3拍子を1セットかむたびに親指、人差し指、中指でピアノを弾くような動作をして10セットでゴックンです。

「子どもの健康」とともに見直したい「親の健康」

「食べムラ」「遊び食べ」「偏食」。お子さんの食べ方に関する悩みは尽きませんよね。わたしも昔はよく、「子どもは大人に生活を依存しているのに、なんでこうも人の言うことをきかないのだろう？」と不思議に思ったものです。

仕事を終えてからの育児は、体力的にも精神的にも本当に大変だと思います。疲れていると、ついイライラしてお子さんに声を荒らげてしまうこともあるのではないでしょうか。後から冷静になって考え、「なんであんなことを言っちゃったんだろう」と、お子さんの寝顔を見ながら反省する夜もきっとあると思います。家事もほどほどに。パパに任せられるのであれば任せて、少しでも自分の体を労ってあげられるといいですね。

それでももし、パパと家事を分担するのがむずかしいようでしたら、こう考えてみるのはどうでしょう。それは、「うちの子は料理一つ、家事一つできない大人にならないよう育てよう！　一人の生活者として自立した大人に育てよう！」と気持ちを切り替えることです。自立したお子さんが増えれば、きっと将来的な「ワンオペ育児」は解消されていくはずです。

子育ては思ったようにはいきません。いつも慌ただしく時間に追われているうちに、つい自分のことは後回しにしてしまいがちです。

ですが、まずは親御さんの健康こそが子育ての土台です。しっかりタンパクと野菜、雑穀を食べ、お子さんのためにも、まずは親御さんが心身ともに健康でいていただきたいと思います。

Epilogue

［おわりに］

本書を最後までお読みくださって、どうもありがとうございました。

日頃の診療の中で、子どもに何をどう食べさせたらいいのか悩んでいるママ・パパ・じぃじ・ばぁばたちがあまりに多く、皆さんが右往左往している様子を見ては胸を痛めていました。わたしの診察室では直接、離乳食について、また偏食について具体的にアドバイスをさせていただいていますし、併設のNPOでも、キッチンワークショップで食材の選び方や健康維持増進のための調理法を、その理由とともにご説明しています。でも東京の赤坂まで来られない方もいらっしゃるでしょう。そうした方々とも、この本を通して情報共有できることを嬉しく思っています。

この本を書くにあたり、わたしが重きを置いたのは、自分の直感や勘による意見ではなく、先行研究（これまでに出ている研究論文）で示されていることや学術的な知見・見解です。自分の好みや信念を勢いだけで人様に押しつけるのは無責任だと思うからです。

わたしの父方の実家は禅宗のお寺です。愛知県蒲郡《がまごおり》市にある曹洞宗のお寺で、幼稚園を併設しており、わたしが幼い頃、父が米国研修に行っているあいだ母子3人、お寺で半年ほど過ごしていて、その頃に祖母が何十人分もの精進料理を作っていたのを覚えています。広い土間の台所で裸足に草履を履いて、大きな釜で炊きものをしていました。その寺の住職だった祖父は食事のときにご飯を一粒でも残すことを許さず、食べものを大事にすることを教えてくれました。弟がご飯やおかずを残したりこぼしたりして、よく叱られていました。

わたしは小さい頃から料理が好きで、6歳のとき母が入院した際に一人で父のためにお味噌汁を作ったのを今でも覚えています。出汁もとらずに作ったお味噌汁でしたが、おいしい、おいしい、と言って飲んでくれました。

1970年代、9歳のときにロック黄金時代のイギリスに両親と弟と引っ越しました。ロンドン郊外の「イギリスの庭」と呼ばれるケント州で5年ほど過ごしました。イギリスでの生活は、高度経済成長期のどことなくせわしい感じだった当時の日本と違って、ゆったりとした時間が流れていて、自分の部屋にラベンダーのポプリを広げたり、庭の藪のラズベリーを採って食べたり、イギリスに行く前に暮らしていた東京・練馬のキャベツ畑とは違う自然を楽しみました。イギリスの小学校の行事にはディスコダンス大会や料理コンテストがあって、料理コンテストに毎回出品していました（一度も受賞に至らなかったのですが）。

日本に帰国した後は、東京外国語大学に進学して在学中から通訳の仕事をしていました。卒業後は通訳案内業（いわゆる通訳ガイド）、ビジネス通訳を経て、国際会議の同時通訳をするようになり、天皇陛下や首相、米国大統領の通訳も務め、同時通訳歴は三十余年になります。

食べものや自然が人を癒やし治していくと子どもの頃から感じていたこともあり、同時通訳の仕事をしながら、メディカルアロマセラピーをはじめ、いろいろなナチュラル系のセラピーを勉強し、海外の学会などに多数参加しました。ナチュラル系のセラピーは玉石混交で、携わっている方々を観察している中で、きちんと人間の体や病態についての勉強をした上で患者さんにアドバイスしなければ、こちらがよかれと思ってのアドバイスにも危険なことがあると知ったのです。

また、25年ほど前から米国にある脳障害児の研究機関の通訳をしていて、自分も医療提供者として障害児の役に立ちたいと思うようになりました。欧米では医師資格がなくてもND（Doctor of Naturopathy＝自然療法医）という資格があれば、ある程度の診療行為ができます。しかし日本では医師法上、医師（MD＝Medical Doctor）の資格がなければ診断治療ができません。

2人目の子どもが小学生になって少ししてから、わたしは大学の医学部を受験し、医学部卒業後は東大病院の医師となり、その後は予防医学や健康教育など、大好きな公衆衛生をしっかり学ぶために東大の公衆衛生学の大学院に行き、いまに至っています。

子育ては自分育てです。赤ちゃんが生まれて6ヵ月なら、ママもパパもまだ入社半年の新人と同じで、研修が終わり職場に配属されて間もない状態のようなものです。子供が3歳なら親は入社3年、まだまだ駆け出しです。夫婦・家族・関係者皆で継続的にバランスのとれた情報を収集して整理し、実践していきたいものです。
わたしも医師になってまだ9年目です。本書の内容は、いまの時点でわたしが最大限に整理した情報であり、今後の更新情報についても何らかの形で共有していけたらと考えています。

末尾ながら、小児科医師として、また公衆衛生専門医として活動できるようになったのは、多くの先輩、先生方のご指導のおかげです。わたしが東京大学医学部附属病院小児科に入局した当時の教授、五十嵐隆先生（現国立成育医療研究センター理事長）、東京大学大学院医学系研究科公衆衛生学／健康医療政策学教室教授・小林廉毅先生、東京大学医学部附属病院小児科教授・岡明先生、東大小児科神経班の直属の上司、現帝京大学医学部附属病院小児科教授・三牧正和先生をはじめ、諸先生方、先輩、同期同僚に深く感謝いたします。
また、講談社の唐沢暁久さんの発案で本書が実現の運びとなりました。感謝申し上げます。

平成30年2月吉日　いとうみつこ

本文注

＊1　https://health.gov/communication/literacy/quickguide/Quickguide.pdf

＊2　https://www.oliveoiltimes.com/olive-oil-health-news/olive-oil-for-baby/45502

＊3　京都大学の研究で、満期産で生まれた子の22%にビタミンD低下を示す頭蓋癆がみられた。　Yorifuji J. et al., Craniotabes in normal newborns: The earliest sign of subclinical vitamin D deficiency. J Clin Endocrinol Metab. 93: 1784-1788, 2008.

＊4　日本のこどもたち（0歳から15歳）で、２００５年から２０１４年までにビタミンD欠乏性くる病が増えていたことを示す論文。　Itoh M. et al., Vitamin D-Deficient Rickets in Japan. Global Pediatric Health 4:1-5, 2017.

＊5　ビタミンB_{12}が欠乏した幼児の脳に萎縮がみられたことを報告する論文。　Goraya JS et al., Neurology of Nutritional Vitamin B_{12} Deficiency in Infants :Case Series From India and Literature Review. Journal of Child Neurology: 2015 Nov.

＊6　母親が動物性タンパクを摂らず母乳で子どもを育てた場合にビタミンB_{12}欠乏によって神経損傷を発症。　von Schenck U. et al., Persistence of neurological damage induced by dietary vitamin B_{12} deficiency in infancy. Arch Dis Childhood 1997;77:137-9.

＊7　世界各地のビタミンB_{12}欠乏の問題。　Stabler SP et al., Vitamin B_{12} deficiency as a worldwide problem. Annu Rev Nutr. 2004;24:299-326.

＊8　生後6ヵ月から9ヵ月の子どもに6ヵ月間1日1個の卵を食べさせた群では成長（物理的な成長、身長・体重など体格のこと）がよかったことを示す研究論文。　Lora L. Iannotti et al., Eggs in Early Complementary Feeding and Child Growth: A Randomized Controlled Trial.　Pediatrics June 2017.

＊9　りんごそのままvs.りんごジュース（２０１３年、デンマーク）。　Ravn-Haren G et al., Intake of whole apples or clear apple juice has contrasting effects on plasma lipids in healthy volunteers. Eur J Nutr. 2013 Dec;52(8):1875-89

＊10　フルーツジュースをより飲む人のほうが、糖尿病リスクが高い（２０１３年、ハーバード大学）。　Muraki I et al., Fruit consumption and risk of type 2 diabetes: results from three prospective longitudinal cohort studies.　BMJ 2013;347

＊11　食品中のヒ素について書かれた農林水産省のサイト「食品中のヒ素に関するQ＆A」。　http://www.maff.go.jp/j/syouan/nouan/kome/k_as/qa.html

＊12　厚生労働省が推奨する子どもに必要なタンパク量　「日本人の食事摂取基準（２０１５年版）」策定検討会報告書より。　http://www.mhlw.go.jp/file/05-Shingikai-10901000-Kenkoukyoku-Soumuka/0000042642.pdf

＊13　平成17年の厚生労働省からの妊婦さんの魚摂取についての注意喚起パンフレット「これからママになるあなたへ」。　http://www.mhlw.go.jp/topics/bukyoku/iyaku/syoku-anzen/suigin/dl/051102-2a.pdf

＊14　欧州食品安全機関による食品中、とくに魚介類の重金属汚染について。　http://www.efsa.europa.eu/it/press/news/contam040318

＊15　国立感染症研究所によるアニサキスの疫学。　https://www.niid.go.jp/niid/ja/kansennohanashi/314-anisakis-intro.html

＊16　乳幼児期の鉄欠乏と認知の関係。　Eden AN. Iron deficiency and impaired cognition in toddlers: an underestimated and undertreated problem. Paediatr Drugs. 2005;7(6):347-52.

＊17　子どもにおける鉄欠乏性貧血と認知機能。　Agaoglu L. et al., Effects of iron deficiency anemia on cognitive function in children. Arzneimittelforschung. 2007;57(6A):426-30.

＊18　The DECODE study group : Glucose tolerance and mortality: comparison of WHO and American Diabetes Association diagnostic criteria. Lancet 1999 Aug 21;354(9179):617-21.

＊19　日本小児アレルギー学会による、鶏卵アレルギー発症予防に関する提言（２０１７年６月）。　http://www.jspaci.jp/modules/membership/index.php?page=article&storyid=205

＊20　ピーナッツアレルギーの子どもに、ピーナッツタンパクとプロバイオティクスを経口で摂取させてアレルギーが出なくなるようになった研究（２０１５年）。　Tang ML et al., Administration of a probiotic with peanut oral immunotherapy: A randomized trial. J Allergy Clin Immunol. 2015 Mar;135(3):737-44.

＊21　Kuang-Chih Hsiao et al., Long-term clinical and immunological effects of probiotic and peanut oral immunotherapy after treatment cessation: 4-year follow-up of a randomised, double-blind, placebo-controlled trial. Lancet Child and Adolescent Health. 2017　Aug.

＊22　Kiefte-de Jong JC et al., Fish consumption in infancy and asthma-like symptoms at preschool age. Pediatrics. 2012 Dec;130(6)1060-8.

＊23　「子どもの頃に料理ができるようになると、より健康的に過ごせる」　これらの研究は、「調理ができる人は健康」という結論ではありません。その結論だと調理を仕事にする方たちが元気で長生き、ということになりますが、残念ながら、職業別の寿命研究では、調理師は長時間労働で裁量（働く時間や内容などを自分の意志で決められること）が少ないため、健康長寿ではありません。

＊24　Rosalind Chia-Yu Chen et al., Cooking frequency may enhance survival in Taiwanese elderly. Public Health Nutrition 2012 Jul;15(7):1142-9.

＊25　塩分が炎症をもたらすことを示す論文、左記ほか多数あり。
Yilmaz R. et al., Dietary salt intake is related to inflammation and albuminuria in primary hypertensive patients. Eur J Clin Nutr. 2012 Nov;66(11):1214-8.
Zhang D. et al., High-Salt Enhances the Inflammatory Response by Retina Pigment Epithelium Cells following Lipopolysaccharide Stimulation. Mediators of Inflammation Volume 2015 (2015), Article ID 197521, 10 pages

＊26　Dehghan M. et al., Associations of fats and carbohydrate intake with cardiovascular disease and mortality in 18 countries from five continents (PURE): a prospective cohort study. Lancet. 2017 Nov. 4;390(10107):2050-2062.

伊藤明子（いとう・みつこ）

小児科医師、公衆衛生専門医。同時通訳者。

東京外国語大学イタリア語学科卒業。帝京大学医学部卒業後、東京大学医学部附属病院で臨床研修。同病院小児科入局。東京大学大学院医学系研究科公共健康医学専攻修了。同大学院医学系研究科公衆衛生学／健康医療政策学教室客員研究員。2017年より赤坂ファミリークリニック院長、NPO法人Healthy Children, Healthy Lives 代表理事。

著書・共著に『天然ヘルシー「調和食」レシピ』『イタリアン・テルメ』など。「林修の今でしょ！講座」「主治医が見つかる診療所」などのテレビ番組に出演。

小児科医《しょうにかい》がすすめる最高《さいこう》の子《こ》育《そだ》て食《しょく》

2018年3月13日　第1刷発行

著　者　伊藤明子《いとうみつこ》

発行者　渡瀬昌彦

発行所　株式会社講談社
〒112-8001　東京都文京区音羽2-12-21
電話　編集（03）5395-3522
販売（03）5395-4415
業務（03）5395-3615

本文データ制作・印刷　凸版印刷株式会社

製本　大口製本印刷株式会社

ISBN978-4-06-220868-0　N.D.C.498　223p　20㎝